新編 カラーアトラス 組織・細胞学

岩永敏彦・木村俊介・小林純子 著

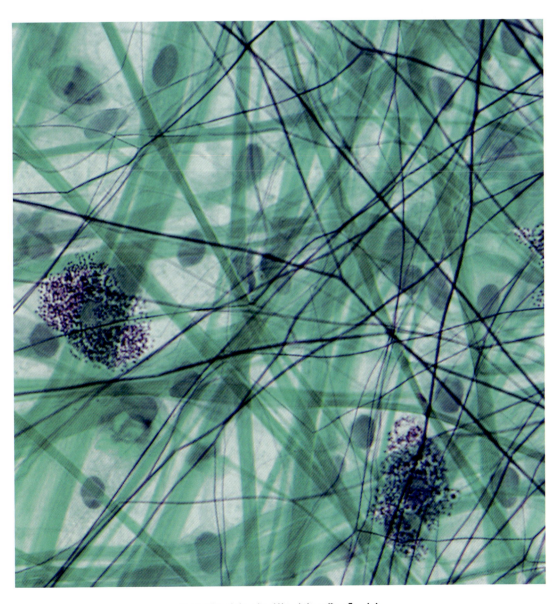

医歯薬出版株式会社

This book was originally published in Japanese under the title of :

Sʜɪɴ-Pᴇɴ Kᴀʀᴀ̄–Aᴛᴏʀᴀsᴜ Sᴏsʜɪᴋɪ-Sᴀɪʙᴏᴜɢᴀᴋᴜ

(Color Atlas : Histology and Cytology)

Iᴡᴀɴᴀɢᴀ, Toshihiko
  Professor
  Hokkaido University,
  Graduate School of Medicine

© 2017   1st ed.

ISHIYAKU PUBLISHERS, INC.
  7-10, Honkomagome 1 chome, Bunkyo-ku,
  Tokyo 113-8612, Japan

序文

　医学部をもつ各大学には，教員や技術者が長年にわたり作り続けた組織学の実習標本がある．前版では，私が当時勤めていた新潟大学医学部の実習標本を元に組織学アトラスを作成した（1990年）．その27年後に作製したこのアトラスは，北海道大学の医学生が使っている実習標本を元に作成した．ここに掲載した図431枚のうち，8枚だけ旧版のものを用いた．標本のおおよその種類は新潟大学のものと同じであるが，用いた組織の固定条件や染色法が異なるし，みえるものが違ってくるのは当然のことである．

　新版では，最もポピュラーなヘマトキシリン・エオジン（HE）染色標本の割合を増やし，弱拡大・中拡大の写真を多くした．そのほうが実習の助けになると思うからである．また，ややくどい説明文の量を減らし，総ページ数も減らした．

　実習時間の減少，教員や技術者の削減，教員の強い研究指向などが背景にあり，組織学実習をパソコン画面上で行うバーチャル実習を行う大学が増えてきている．1枚のできのいい標本があれば，それを学生全員が共有できるメリットはある．しかし，自然博物館で模型やCGだけをみるようなもので，実感がわかない．また百数十人全員が同じ組織像をみて，モニター画面上でスケッチするのも気味が悪い．実際の「なま」の標本でしかも世界に1枚しかない実物（ホンモノ）を，手を動かしてスケッチすることで，観察がより深くなることが期待できるし，発見や感動も伴うはずである．このアトラスが，そういった実際の標本に触れる組織学実習に役立つことを期待してやまない．

　アトラスを編むにあたり適当な標本が北海道大学にはない場合には，新潟大学医学部・歯学部の実習標本をお借りして補充した．こころよく提供していただいた新潟大学医学部の牛木辰男教授，歯学部の前田健康教授には感謝申し上げる．

平成29年7月

北海道大学　岩永敏彦

凡 例

1. 重要な用語は**太字**(ゴシック)で示し，欧文を併記した．用語は原則として日本解剖学会組織学用語集に従ったが，一部は独自の考えによった．
2. 材料はできるかぎりヒトの組織を用いたが，必要に応じてサルを中心とした動物の材料にかえた．
3. 組織標本作製は，あえて組織学・病理学分野で日常的に使われている方法によった．固定は，おもに10%フォルマリン液により行い，免疫組織化学には抗原性の保持が優れているブアン Bouin 液をときどき用いた．組織切片の大部分は厚さ4〜6μmのパラフィン切片で，一部凍結切片や膜片標本を作製した．
4. 一般染色には，ヘマトキシリン−エオジン（HE）染色のほかマッソン−ゴールドナー Masson-Goldner 染色（MG染色），アルデヒドフクシン−MG染色（AF-MG染色）とアザン Azan 染色を用いた．糖質や粘液成分の染色には簡便な PAS 染色（過ヨウ素酸シッフ染色）を重用した．

標本作製法の説明

　組織は新鮮なうちに固定して，死後変化を停止させ構造の保持をはからなければならない．通常 10～20% ホルマリン液につけて固定（浸漬固定という）したのち，アルコールで脱水し，キシレンなどの置換剤を経てパラフィンに埋める（包埋という）．この操作により，組織が収縮すること，脂肪が除去されることを肝に銘じてもらいたい．

脱灰標本と研磨標本：骨や歯などの硬組織から組織切片を得る場合に，脱灰と研磨の2通りがある．前者はカルシウム塩を薬品で溶かして軟らかくし，通常の標本と同様の切片づくりをするものである．一方，後者は砥石で薄くして，硬組織そのものを見るものである．砥石で薄くするには，限界がある．

HE染色：実習標本を染めるのに最もよく使われる染色法が，ヘマトキシリン–エオジン染色である．これにより核は青く，細胞質はピンク色に染まる．しかし，標本が古くなったり処置が適切でなかったりすると，退色することが多い．

MG染色：Masson-Goldner 染色のことで，膠原線維を染めるのに適している．Masson trichrome 染色の改良法の1つである．類似の染色法に Mallory-Crossman 染色がある．

AF–MG染色：上記染色法にアルデヒドフクシンを組み合わせたもので，弾性線維，粘液，内分泌細胞の分泌物がアルデヒドフクシンで強く染まる．弾性線維を染める色素としては，ほかにレゾルシンフクシンが用いられる．

アザン染色：膠原線維をアニリン青で強く染めて，ほかの組織との鑑別を容易にする方法で，MG染色と同じ目的で使用されることが多い．

PAS染色（PAS反応）：periodic acid-Schiff 染色の略で，糖質（グリコゲンなど），糖質に富む粘液や基底膜を染めるのに重用される．

鍍銀法：古くから使用され，現在でも通用するさまざまな方法がある．Golgi が考案したゴルジ装置を染める方法（ここでは青山法を用いた），ニューロンやグリアを染める方法，内分泌細胞を染める方法，などがある．原理はよくわかっていないが，特定の細胞や構造物を選択的に染めるので実習標本には向いている．

細網線維鍍銀法（Gomori法，渡辺法）：細網線維を染めるための鍍銀法で，膠原線維と細網線維を区別できる．これを改良した石井・石井法はより優れている．

免疫組織化学：抗体を用いて目的の物質を染める方法で，蛍光色素か酵素（ペルオキシダーゼ）で可視化する．実習標本にするには，酵素で可視化して（こげ茶色になる）永久標本にするのがよい．

新編 カラーアトラス 組織・細胞学 CONTENTS

総論

第1章 細胞 ……………………………………………………… 3

1. 細胞小器官（1）……………………………………………… 4
   - Ⓐ 神経細胞のゴルジ装置　Ⓑ 分泌細胞のゴルジ装置
2. 細胞小器官（2）……………………………………………… 6
   - Ⓐ．Ⓑ ミトコンドリア
3. 細胞小器官（3）……………………………………………… 8
   - Ⓐ 水解小体　Ⓑ 分泌果粒
4. 細胞質封入体（1）…………………………………………… 10
   - Ⓐ 皮膚のメラニン色素　Ⓑ リポフスチン色素
5. 細胞質封入体（2）…………………………………………… 12
   - Ⓐ グリコゲン果粒　Ⓑ 脂肪滴
6. 細胞骨格……………………………………………………… 14
   - Ⓐ アクチンフィラメント　Ⓑ ケラチンフィラメント
7. 微絨毛………………………………………………………… 16
   - Ⓐ 線条縁　Ⓑ 刷子縁
8. 線毛と不動毛………………………………………………… 18
   - Ⓐ 線毛細胞　Ⓑ 不動毛
9. 細胞分裂とアポトーシス…………………………………… 20
   - Ⓐ 細胞分裂　Ⓑ アポトーシス

第2章 上皮組織 ……………………………………………… 23

1. 単層の扁平上皮と立方上皮………………………………… 24
   - Ⓐ 単層扁平上皮　Ⓑ 単層立方上皮
2. 単層円柱上皮と多列上皮…………………………………… 26
   - Ⓐ 単層円柱上皮　Ⓑ 多列上皮
3. 移行上皮と重層扁平上皮…………………………………… 28
   - Ⓐ 移行上皮　Ⓑ 重層扁平上皮
4. 上皮間の接着装置…………………………………………… 30
   - Ⓐ タイト結合　Ⓑ 細胞間橋
5. 腺上皮（1）──上皮内腺 ………………………………… 32
   - Ⓐ 多列上皮の上皮内腺　Ⓑ 分泌上皮層

6　腺上皮（2）── 外分泌腺の形のさまざま ……………………… 34
Ⓐ 管状腺　　Ⓑ 胞状腺

7　腺上皮（3）── 分泌物のさまざま ……………………………… 36
Ⓐ 漿液腺　　Ⓑ 粘液腺

8　腺上皮（4） …………………………………………………………… 38
Ⓐ 混合腺　　Ⓑ 細胞間分泌細管

9　腺上皮（5） …………………………………………………………… 40
Ⓐ，Ⓑ 唾液腺の介在部と線条部

10　腺上皮（6） ………………………………………………………… 42
Ⓐ 離出分泌　　Ⓑ 筋上皮細胞

11　腺上皮（7） ………………………………………………………… 44
Ⓐ，Ⓑ 脂腺と全分泌

第3章　結合組織 ……………………………………………………… 47

1　線維成分 ……………………………………………………………… 48
Ⓐ 膠原線維と弾性線維　　Ⓑ 細網線維

2　疎性および密性結合組織 ………………………………………… 50
Ⓐ 疎性結合組織　　Ⓑ 密性結合組織

3　細網組織 ……………………………………………………………… 52
Ⓐ 細網細胞　　Ⓑ 細網線維

4　膠様組織と脂肪組織 ……………………………………………… 54
Ⓐ 膠様組織　　Ⓑ 脂肪組織

5　脂肪組織 ……………………………………………………………… 56
Ⓐ 脂肪染色　　Ⓑ 脂肪細胞の細網線維

6　褐色脂肪と肥満細胞 ……………………………………………… 58
Ⓐ 褐色脂肪　　Ⓑ 肥満細胞

7　結合組織の遊走細胞 ……………………………………………… 60
Ⓐ マクロファージ　　Ⓑ 形質細胞

第4章　軟骨組織 ……………………………………………………… 63

1　ガラス軟骨 …………………………………………………………… 64
Ⓐ，Ⓑ ガラス軟骨

2　弾性軟骨と線維軟骨 ……………………………………………… 66
Ⓐ 弾性軟骨　　Ⓑ 線維軟骨

第5章　骨組織 ………………………………………………………… 69

1　骨（1） ………………………………………………………………… 70
Ⓐ 骨の研磨標本　　Ⓑ 骨の脱灰標本

2 骨（2） ……………………………………………………………… 72
Ⓐ オステオン　Ⓑ 骨細胞
3 骨の発生（1） ………………………………………………… 74
Ⓐ 骨の発生――膜内骨化　Ⓑ 膜性骨の一部拡大
4 骨の発生（2） ………………………………………………… 76
Ⓐ, Ⓑ 骨の発生――軟骨内骨化
5 関節軟骨と骨の改築 ………………………………………… 78
Ⓐ 関節軟骨　Ⓑ 骨の改築

第6章 筋組織 ………………………………………………………… 81

1 筋組織（1） …………………………………………………… 82
Ⓐ 平滑筋の縦断　Ⓑ 平滑筋の横断
2 筋組織（2） …………………………………………………… 84
Ⓐ 骨格筋の縦断　Ⓑ 骨格筋の横断
3 筋組織（3） …………………………………………………… 86
Ⓐ 筋腱接合部　Ⓑ 筋紡錘
4 筋組織（4） …………………………………………………… 88
Ⓐ 心筋の縦断　Ⓑ 心筋の横断

第7章 神経組織 ……………………………………………………… 91

1 ニューロン（1） ……………………………………………… 92
Ⓐ, Ⓑ 多極神経細胞
2 ニューロン（2） ……………………………………………… 94
Ⓐ ニッスル小体　Ⓑ ニューロフィラメント
3 グリア（1） …………………………………………………… 96
Ⓐ, Ⓑ 星状膠細胞
4 グリア（2） …………………………………………………… 98
Ⓐ 星状膠細胞　Ⓑ 希突起膠細胞
5 グリア（3） …………………………………………………… 100
Ⓐ 上衣細胞　Ⓑ 脈絡叢
6 神経節 ………………………………………………………… 102
Ⓐ 神経節　Ⓑ 神経節の衛星細胞
7 神経線維（1） ………………………………………………… 104
Ⓐ 髄鞘　Ⓑ シュミット・ランターマン切痕
8 神経線維（2） ………………………………………………… 106
Ⓐ 髄鞘とシュワン細胞　Ⓑ シュワン細胞
9 神経線維（3） ………………………………………………… 108
Ⓐ 神経周膜　Ⓑ 神経内膜

10 神経線維（4） ……………………………………………………………………… 110
    Ⓐ 自由神経終末　Ⓑ 知覚装置—マイスネル小体
11 髄膜 ……………………………………………………………………………… 112
    Ⓐ 髄膜　Ⓑ クモ膜と軟膜

各論

第8章　血液と骨髄 …………………………………………………………………… 117

1 血液塗抹標本（1） ………………………………………………………………… 118
    Ⓐ 好中球　Ⓑ リンパ球
2 血液塗抹標本（2） ………………………………………………………………… 120
    Ⓐ 単球　Ⓑ 好酸球
3 血液塗抹標本（3） ………………………………………………………………… 122
    Ⓐ 好塩基球　Ⓑ 果粒白血球のペルオキシダーゼ
4 血液塗抹標本（4） ………………………………………………………………… 124
    Ⓐ 巨核球と血小板　Ⓑ 網状赤血球
5 骨髄 ……………………………………………………………………………… 126
    Ⓐ，Ⓑ 骨髄

第9章　循環器 ………………………………………………………………………… 129

1 動脈 ……………………………………………………………………………… 130
    Ⓐ 弾性型動脈　Ⓑ 筋型動脈
2 小動脈 …………………………………………………………………………… 132
    Ⓐ 小動脈　Ⓑ 小動脈とほかの脈管
3 内皮 ……………………………………………………………………………… 134
    Ⓐ 弾性型動脈の内膜　Ⓑ 毛細血管
4 静脈 ……………………………………………………………………………… 136
    Ⓐ 下大静脈　Ⓑ 大腿静脈
5 動静脈吻合とリンパ管 …………………………………………………………… 138
    Ⓐ 動静脈吻合　Ⓑ リンパ管
6 心臓（1） ………………………………………………………………………… 140
    Ⓐ 洞房結節　Ⓑ 房室結節
7 心臓（2） ………………………………………………………………………… 142
    Ⓐ，Ⓑ プルキンエ線維
8 心臓（3） ………………………………………………………………………… 144
    Ⓐ 心臓の弁　Ⓑ 内分泌器官としての心房筋

第10章　リンパ性器官 ……………………………………………………… 147

- 1 リンパ球浸潤とリンパ小節 …………………………………… 148
  - Ⓐ リンパ球浸潤　Ⓑ 孤立リンパ小節
- 2 リンパ節（1）…………………………………………………… 150
  - Ⓐ リンパ節　Ⓑ リンパ節の皮質
- 3 リンパ節（2）…………………………………………………… 152
  - Ⓐ 辺縁洞　Ⓑ 髄洞
- 4 リンパ節（3）…………………………………………………… 154
  - Ⓐ 胚中心　Ⓑ 細網細胞
- 5 扁桃（1）………………………………………………………… 156
  - Ⓐ，Ⓑ 口蓋扁桃
- 6 扁桃（2）………………………………………………………… 158
  - Ⓐ 口蓋扁桃　Ⓑ 高内皮細静脈
- 7 胸腺（1）………………………………………………………… 160
  - Ⓐ 胸腺の全体像　Ⓑ 皮質と髄質
- 8 胸腺（2）………………………………………………………… 162
  - Ⓐ 髄質　Ⓑ 上皮性細網細胞
- 9 脾臓（1）………………………………………………………… 164
  - Ⓐ，Ⓑ 脾臓の弱拡大
- 10 脾臓（2）………………………………………………………… 166
  - Ⓐ 脾柱動脈から脾髄動脈　Ⓑ 白脾髄と中心動脈
- 11 脾臓（3）………………………………………………………… 168
  - Ⓐ 筆毛動脈　Ⓑ さや（莢）動脈
- 12 脾臓（4）………………………………………………………… 170
  - Ⓐ 脾洞　Ⓑ 脾臓の銀好性線維

第11章　歯 …………………………………………………………………… 173

- 1 エナメル質 ……………………………………………………… 174
  - Ⓐ エナメル質　Ⓑ エナメル小柱
- 2 象牙質（1）……………………………………………………… 176
  - Ⓐ 石灰化球と球間区　Ⓑ 球間区
- 3 象牙質（2）……………………………………………………… 178
  - Ⓐ 象牙細管　Ⓑ 象牙前質と象牙芽細胞
- 4 セメント質 ……………………………………………………… 180
  - Ⓐ セメント質　Ⓑ セメント細胞
- 5 神経 ……………………………………………………………… 182
  - Ⓐ 歯髄の神経　Ⓑ 象牙前質の神経

6 歯根膜と歯肉 ··· 184
　Ⓐ 歯根膜　Ⓑ 歯肉
7 歯の発生（1） ·· 186
　Ⓐ, Ⓑ 歯胚
8 歯の発生（2） ·· 188
　Ⓐ, Ⓑ 歯胚

第12章 口　腔 ·· 191

1 口腔（1） ·· 192
　Ⓐ 口唇　Ⓑ 糸状乳頭
2 口腔（2） ·· 194
　Ⓐ 茸状乳頭　Ⓑ 有郭乳頭
3 口腔（3） ·· 196
　Ⓐ 葉状乳頭　Ⓑ 味蕾
4 唾液腺（1） ·· 198
　Ⓐ, Ⓑ 耳下腺
5 唾液腺（2） ·· 200
　Ⓐ 顎下腺　Ⓑ 舌下腺

第13章 消化管 ·· 203

1 食道 ··· 204
　Ⓐ 食道　Ⓑ 食道の筋層
2 胃体 ··· 206
　Ⓐ 胃体部　Ⓑ 胃体部の粘膜
3 胃腺（1） ·· 208
　Ⓐ 胃腺の構成細胞　Ⓑ 胃腺の粘液分泌細胞
4 胃腺（2） ·· 210
　Ⓐ 壁細胞と主細胞　Ⓑ 主細胞と頸粘液細胞
5 幽門腺 ··· 212
　Ⓐ, Ⓑ 幽門腺
6 腸管（1） ·· 214
　Ⓐ 十二指腸　Ⓑ 十二指腸腺と陰窩
7 腸管（2） ·· 216
　Ⓐ 絨毛と陰窩　Ⓑ 腸の上皮細胞
8 腸管（3） ·· 218
　Ⓐ パネート細胞　Ⓑ 大腸
9 腸管（4） ·· 220
　Ⓐ 粘膜下神経叢　Ⓑ 筋間神経叢

10　腸管（5） ･･･ 222
　　　　Ⓐ，Ⓑ 基底果粒細胞

第14章　肝臓，胆嚢，膵臓 ･･･ 225

　　1　肝臓（1） ･･･ 226
　　　　Ⓐ，Ⓑ 肝小葉
　　2　肝臓（2） ･･･ 228
　　　　Ⓐ 小葉間結合組織　　Ⓑ 肝細胞板と類洞
　　3　肝臓（3） ･･･ 230
　　　　Ⓐ 脂肪摂取細胞　　Ⓑ 肝臓の銀好性線維
　　4　肝臓（4） ･･･ 232
　　　　Ⓐ，Ⓑ クッパー細胞
　　5　肝臓（5） ･･･ 234
　　　　Ⓐ 毛細胆管　　Ⓑ 胆嚢
　　6　膵臓（1） ･･･ 236
　　　　Ⓐ 膵臓の外分泌と内分泌　　Ⓑ 介在部と導管
　　7　膵臓（2） ･･･ 238
　　　　Ⓐ 終末部と腺房中心細胞　　Ⓑ 膵臓の内分泌部
　　8　膵臓（3） ･･･ 240
　　　　Ⓐ～Ⓒ 膵島の3種の内分泌細胞

第15章　呼吸器 ･･･ 243

　　1　鼻腔と喉頭 ･･･ 244
　　　　Ⓐ 鼻腔の呼吸部粘膜　　Ⓑ 喉頭
　　2　気管 ･･･ 246
　　　　Ⓐ 気管　　Ⓑ 気管の粘膜上皮
　　3　肺（1） ･･･ 248
　　　　Ⓐ 区域気管支　　Ⓑ 細気管支
　　4　肺（2） ･･･ 250
　　　　Ⓐ 終末細気管支　　Ⓑ 呼吸細気管支
　　5　肺（3） ･･･ 252
　　　　Ⓐ クララ細胞　　Ⓑ 肺胞管
　　6　肺（4） ･･･ 254
　　　　Ⓐ 肺胞上皮　　Ⓑ 肺胞マクロファージ
　　7　肺（5） ･･･ 256
　　　　Ⓐ 肺の弾性線維　　Ⓑ 肺の内分泌細胞

第16章 泌尿器 ······ 259

1. 腎臓の皮質と髄質 ······ 260
   - Ⓐ 皮質　Ⓑ 髄質
2. 腎小体 ······ 262
   - Ⓐ 腎小体　Ⓑ 腎小体の血管極
3. 糸球体を構成する細胞 ······ 264
   - Ⓐ サルの腎臓　Ⓑ ラットの腎臓
4. 尿細管と集合管 ······ 266
   - Ⓐ, Ⓑ ヒトの腎臓
5. 髄質 ······ 268
   - Ⓐ 外帯　Ⓑ 内帯
6. 尿管と膀胱 ······ 270
   - Ⓐ 尿管　Ⓑ 膀胱

第17章 男性生殖器 ······ 273

1. 精巣の支持組織 ······ 274
   - Ⓐ 白膜と精巣縦隔　Ⓑ 精巣中隔
2. 精上皮 ······ 276
   - Ⓐ, Ⓑ 精上皮
3. セルトリ細胞と間質細胞 ······ 278
   - Ⓐ セルトリ細胞　Ⓑ 間質細胞
4. 直精細管と精巣網 ······ 280
   - Ⓐ 直精細管　Ⓑ 精巣網
5. 精巣上体 ······ 282
   - Ⓐ 精巣輸出管　Ⓑ 精巣上体管
6. 精索 ······ 284
   - Ⓐ 精管　Ⓑ 蔓状静脈叢
7. 副生殖腺 ······ 286
   - Ⓐ 精嚢　Ⓑ 前立腺
8. 尿道球腺と尿道腺 ······ 288
   - Ⓐ 尿道球腺　Ⓑ 尿道腺
9. 陰茎 ······ 290
   - Ⓐ 陰茎海綿体　Ⓑ 尿道海綿体
10. 亀頭, 尿道の内分泌細胞 ······ 292
    - Ⓐ 亀頭　Ⓑ 尿道の内分泌細胞

第18章　女性生殖器 …… 295

1. 卵巣（1） …… 296
   - Ⓐ, Ⓑ 卵胞の発達段階
2. 卵巣（2） …… 298
   - Ⓐ 胞状卵胞　Ⓑ 放線冠
3. 卵巣（3） …… 300
   - Ⓐ 卵胞膜　Ⓑ 閉鎖卵胞
4. 卵巣（4） …… 302
   - Ⓐ, Ⓑ 黄体
5. 卵管 …… 304
   - Ⓐ 卵管　Ⓑ 卵管上皮
6. 子宮 …… 306
   - Ⓐ 子宮内膜　Ⓑ 子宮腺とらせん動脈
7. 胎盤（1） …… 308
   - Ⓐ 胎盤　Ⓑ 絨毛と脱落膜
8. 胎盤（2） …… 310
   - Ⓐ 絨毛膜絨毛　Ⓑ ホーフバウエル細胞
9. 子宮頸管と膣 …… 312
   - Ⓐ 子宮頸管　Ⓑ 膣
10. 陰核 …… 314
    - Ⓐ 陰核　Ⓑ 陰核海綿体
11. 大陰唇と小陰唇 …… 316
    - Ⓐ 大陰唇　Ⓑ 小陰唇

第19章　皮　膚 …… 319

1. 手掌型の皮膚 …… 320
   - Ⓐ 指腹の皮膚　Ⓑ 表皮と真皮乳頭
2. 腋窩の皮膚 …… 322
   - Ⓐ 腋窩の皮膚　Ⓑ ランゲルハンス細胞
3. 汗腺 …… 324
   - Ⓐ エックリン汗腺　Ⓑ アポクリン汗腺
4. 毛 …… 326
   - Ⓐ 毛の縦断像　Ⓑ 毛の横断像
5. 毛球と立毛筋 …… 328
   - Ⓐ 毛球　Ⓑ 立毛筋
6. 皮膚の知覚終末装置 …… 330
   - Ⓐ マイスネル小体　Ⓑ パチニ小体

       7　爪と動静脈吻合 ··· 332
　　　Ⓐ 爪　　Ⓑ 動静脈吻合

第20章　内分泌器官 ··· 335

   1　下垂体（1）··· 336
　　　Ⓐ 腺下垂体　　Ⓑ 神経下垂体
   2　下垂体（2）··· 338
　　　Ⓐ 腺下垂体　　Ⓑ 下垂体前葉
   3　神経分泌 ··· 340
　　　Ⓐ 漏斗から下垂体後葉へ　　Ⓑ 弓形核と正中隆起
   4　松果体 ·· 342
　　　Ⓐ 松果体　　Ⓑ 松果体細胞
   5　甲状腺 ·· 344
　　　Ⓐ 濾胞　　Ⓑ 濾胞傍細胞
   6　上皮小体 ··· 346
　　　Ⓐ，Ⓑ 上皮小体
   7　副腎（1）··· 348
　　　Ⓐ 副腎　　Ⓑ 副腎皮質
   8　副腎（2）··· 350
　　　Ⓐ 副腎髄質　　Ⓑ 髄質細胞
   9　頸動脈小体 ··· 352
　　　Ⓐ，Ⓑ 頸動脈小体

第21章　感覚器 ·· 355

   1　嗅覚器 ·· 356
　　　Ⓐ 鼻粘膜の嗅部　　Ⓑ 嗅上皮
   2　視覚器（1）··· 358
　　　Ⓐ 角膜　　Ⓑ 水晶体
   3　視覚器（2）··· 360
　　　Ⓐ，Ⓑ 虹彩
   4　視覚器（3）··· 362
　　　Ⓐ 虹彩角膜角　　Ⓑ 毛様体
   5　視覚器（4）··· 364
　　　Ⓐ 網膜　　Ⓑ 脈絡膜
   6　視覚器（5）··· 366
　　　Ⓐ 網膜内のグリア要素　　Ⓑ 視神経円板
   7　視覚器（6）··· 368
　　　Ⓐ，Ⓑ 上眼瞼

8 視覚器（7） ……………………………………………………………………… 370
　Ⓐ 瞼板腺　　Ⓑ 眼瞼の腺
9 平衡聴覚器（1） …………………………………………………………… 372
　Ⓐ 外耳道　　Ⓑ 鼓膜
10 平衡聴覚器（2） …………………………………………………………… 374
　Ⓐ, Ⓑ 平衡斑
11 平衡聴覚器（3） …………………………………………………………… 376
　Ⓐ 膨大部稜　　Ⓑ 膨大部稜の上皮
12 平衡聴覚器（4） …………………………………………………………… 378
　Ⓐ 蝸牛　　Ⓑ らせん器

和文索引 ……………………………………………………………………………… 381

欧文索引 ……………………………………………………………………………… 388

総論

第1章 細胞

　細胞 cell は，核 nucleus と細胞質 cytoplasm とからなる．核は DNA（デオキシリボ核酸）を遺伝子としてもち，遺伝情報を担うほか，タンパク質の合成を介して細胞のあらゆる活動を制御している．細胞質は特有の形態と機能をもつ**細胞小器官** cell organelles を含んでいる．細胞小器官にはゴルジ装置，ミトコンドリア，粗面および滑面小胞体，水解小体（ライソゾーム），細胞骨格（細胞内線維）がある．これらは電子顕微鏡でしかみえないと思われがちであるが，適切な染色法を行えば光顕でも十分に観察することができる．細胞質にはそのほか，細胞の栄養や代謝に関係してつくられた**細胞質封入体** cytoplasmic inclusions（**副形質** paraplasm ともいう）として，脂肪滴，色素，分泌果粒，結晶，グリコゲン粒子などがみられることがある．

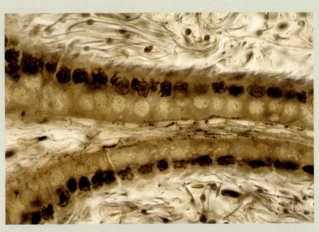

（ゴルジ装置，マウスの精巣上体，鍍銀法）

1 細胞小器官 (1)

 神経細胞のゴルジ装置（ウサギの脊髄神経節，青山鍍銀法とケルンエヒトロートによる核染）

　ゴルジ装置 Golgi apparatus の染色にはさまざまな方法があるが，ここでは古典的な鍍銀法を用いた．核はケルンエヒトロート（「核は真に赤い」という意味のドイツ語）で赤く染まっている．

　神経細胞は，核周囲部に発達したゴルジ装置をもつ．Camillo Golgi がこの構造物を発見したのも神経細胞であった．100 倍の油浸レンズを用いて強拡大の観察をするときには，焦点調節ツマミを動かしながら観察すると，立体的な網状構造をとらえることができるであろう．大型のニューロンでは，ゴルジ装置が細胞質中に分散していることが多い．

 分泌細胞のゴルジ装置（イヌの膵臓，青山鍍銀法と HE 染色）

　分泌細胞も発達したゴルジ装置をもち，しかも出現部位が一定している（極性 polarity がある）．膵臓の酵素分泌細胞（腺房細胞という）は，典型的な漿液性の分泌細胞で，管腔側にはピンク色に染まる分泌果粒を多数保有している．この果粒のなかに埋まるようにゴルジ装置がみられる．細胞の基底側は，核以外にヘマトキシリンで青く染まる粗面小胞体の集積である**エルガストプラズマ** Ergastoplasma が占めている．

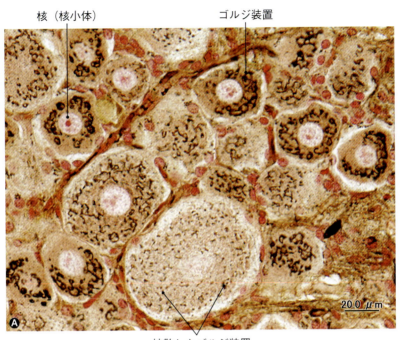

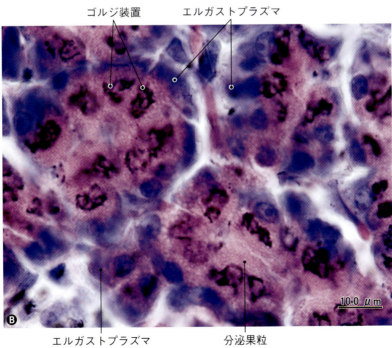

2 細胞小器官 (2)

A　ミトコンドリア（ヒト腋窩の皮膚，鉄ヘマトキシリン染色）

　ミトコンドリア（糸粒体）mitochondria は細胞内のエネルギー（ATP）産生の場であり，能動輸送や物質の産生・分泌をさかんに行う細胞では，ミトコンドリアが豊富である．

　腋窩の皮膚に発達するアポクリン汗腺の終末部をつくる腺細胞では，多数の粒状のミトコンドリアが青く染まっている．この細胞がもつミトコンドリアはおおむね粒状である．

　核の上の明るく抜けている部位には，色素に染まらないゴルジ装置があり，この領域を**ゴルジ野**という．

B　ミトコンドリア（ラットの腎臓）

　ここで示す遠位尿細管では，ミトコンドリアの多くは糸状である．細長いミトコンドリアがおもにタテ方向に並んでいる．

　mitochondria という名称は，ギリシャ語の mitos（糸）と chondros（粒）に由来する．まさに図 A では粒状，図 B では糸状である．

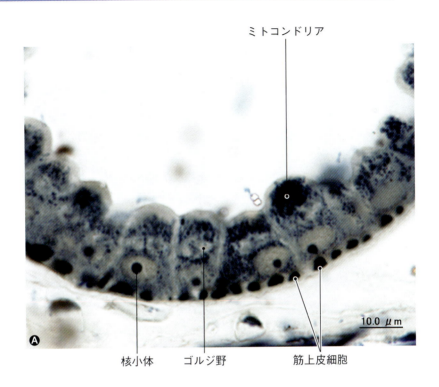

ミトコンドリア

10.0 μm

核小体　ゴルジ野　筋上皮細胞

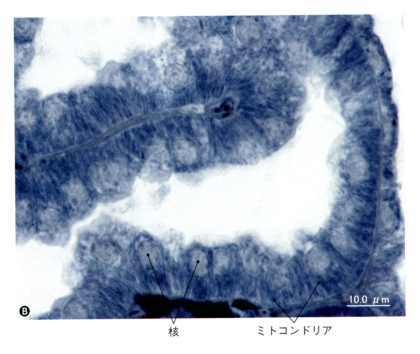

10.0 μm

核　ミトコンドリア

3 細胞小器官 (3)

A 水解小体（ヒトの直腸，酸ホスファターゼの酵素組織化学）

　水解小体（ライソゾーム，リソゾーム）lysosomes は，多種類の加水分解酵素を含む細胞小器官である．通常の標本ではみることは困難であるが，その存在は酵素組織化学により知ることができる．この小器官に含まれる分解酵素の代表が**酸ホスファターゼ** acid phosphatase であり，この酵素の存在を証明する方法が昔から利用されてきた．水解小体はすべての細胞に存在するが，細胞によってその量は大きく異なる．貪食細胞であるマクロファージは多数の水解小体をもつので，細胞の全体が赤く染まっている．

　水解小体は，細胞内に取り込んだ異物や細胞内で不要になった構造物と合体し，消化・無毒化する働きがある．分泌果粒と同様に粗面小胞体−ゴルジ装置を経てつくられる．

B 分泌果粒（ヒトの十二指腸，HE 染色）

　小腸の陰窩の底に出現する**パネート細胞** Paneth cell は，タンパク性の分泌物を産生する．しかも大型の**分泌果粒** secretory granules をもつので，HE 染色標本ではエオジンに染まる果粒がはっきりとみえる．近傍に粘液性の杯細胞があるが，こちらは HE 染色では，果粒の主成分は色素に染まりにくい糖質であるため，果粒が集まる部分は白く抜けてみえる（明調細胞という）．

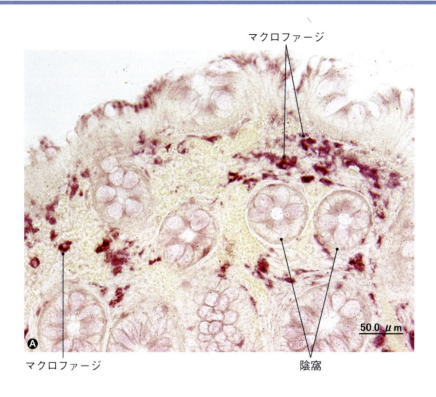

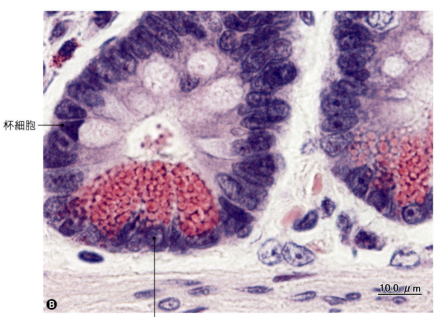

4 細胞質封入体 (1)

 皮膚のメラニン色素（ヒトの陰嚢の皮膚，HE 染色）

　細胞が産生する物質ないし代謝産物が小体として細胞質中に出現する場合がある．これを**細胞質封入体** cytoplasmic inclusions（あるいは**副形質**）といい，色素，グリコゲン粒子，脂肪滴，結晶などがある．封入体は細胞の機能活性に応じて出現し，能動的機能をもたないとされている．しかし，研究の進展に伴い，細胞小器官に格上げされる場合がある．

　生体には，ある一定の色調をもった**色素** pigments が存在する．代表的なものは**メラニン** melanin で，黒褐色の色素である．皮膚では，表皮の最下層にある基底層（胚芽層）のケラチン細胞に大量に含まれる．この図で示す陰嚢の皮膚はかなり黒いほうなので，色素の量も多い．表皮のメラニンの意義は，ケラチン細胞の母細胞である基底層細胞の核に含まれる遺伝子を紫外線から保護することである．

 リポフスチン色素（ヒトの精巣輸出管，HE 染色）

　黄褐色の色素には，**リポフスチン** lipofuscin がある．リポフスチンは水解小体の一種であり，**消耗性色素**（細胞が老化したり衰弱したりするときに出現する色素，という意味）ともいわれ，加齢とともに増加する．精巣輸出管には多くみられ，特にこの標本は老人のものゆえ，管腔側に多数出現している．

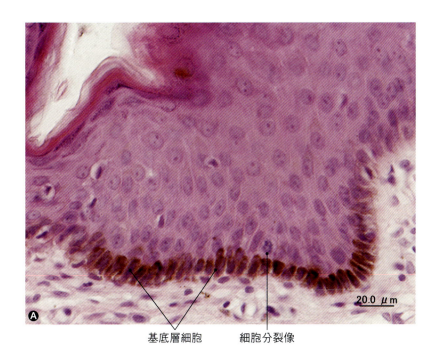

基底層細胞　細胞分裂像

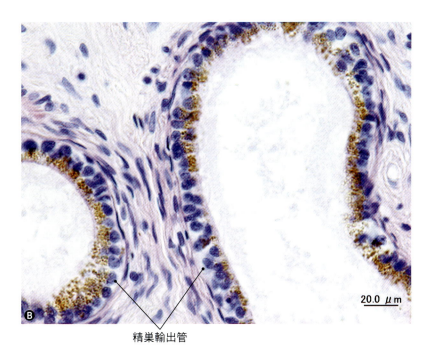

精巣輸出管

5 細胞質封入体 (2)

グリコゲン果粒（ヒトの肝臓，PAS 反応＋ヘマトキシリン核染）

栄養物として摂取された糖質は，肝細胞や筋細胞などでグリコゲン果粒 glycogen particles のかたちで貯蔵される．グリコゲンは PAS（Periodic Acid-Schiff，過ヨウ素酸シッフ）反応に陽性を示し，紫紅色に染め出される．食後にはグリコゲン果粒は増加し，絶食状態が続くと減少する．

脂肪滴（ヒトの黄体細胞，BODIPY による染色）

多くの細胞は**脂肪滴** lipid droplets を多少とも含んでいる．脂肪は通常の組織標本では脱水過程で有機溶媒に溶けて除かれてしまう．凍結切片や培養細胞を脂溶性色素（ズダン系色素はその代表）で染めることで観察できる．

図 B では，ヒトの黄体細胞を使って，脂肪滴を BODIPY により緑色に，ミトコンドリアを MitoTracker により赤く染色した．右側の図は同じ場面の微分干渉顕微鏡像である．

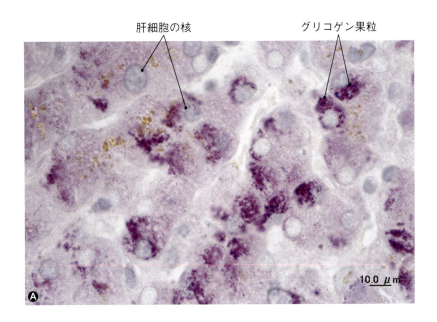

肝細胞の核　　　　　　グリコゲン果粒

10.0 μm

Ⓐ

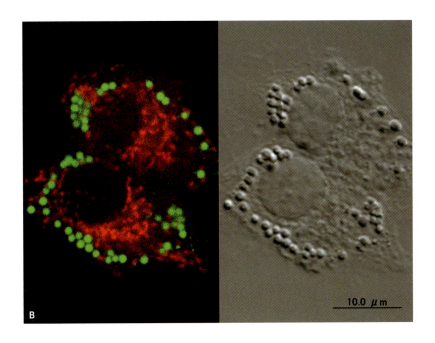

10.0 μm

Ⓑ

6 細胞骨格

　細胞骨格（細胞内線維）は，太さ（径）により**ミクロフィラメント** microfilaments，**中間径フィラメント** intermediate filaments，**微小管** microtubules に分けられる．ミクロフィラメントの構成タンパク質はアクチン，中間径フィラメントは細胞により異なるタンパク質，微小管はチューブリンからなる．通常，細胞骨格の観察には平べったい培養細胞が使われるが，ここではあえて組織を用いた．

アクチンフィラメント（マウスの腸間膜の中皮）

　腸間膜を広げて標本にし，ファロイジン－ローダミン（赤い色素）で細胞膜直下のアクチンフィラメントを染色した．アクチンフィラメントが細胞膜直下に集まるため，細胞の輪郭がはっきりみえる．緑色は核である．

ケラチンフィラメント（マウスの胸腺，免疫組織化学）

　上皮系細胞の中間径フィラメントは，サイトケラチンで構成される．胸腺の髄質は上皮由来であることから，胸腺の骨組みをつくる上皮性細網細胞（162ページ参照）がサイトケラチン抗体によく染まる．

第1章 細 胞　15

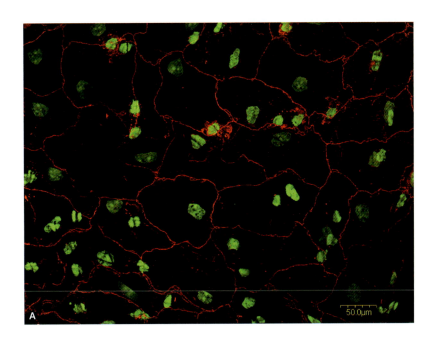

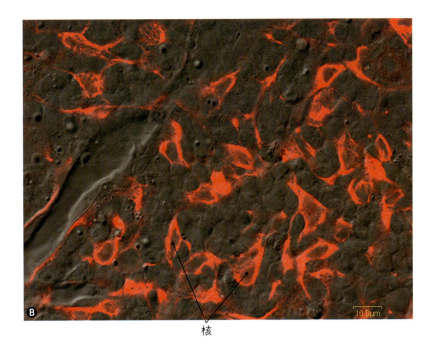

核

7 微絨毛

線条縁（ヒトの空腸，HE染色）

小腸の上皮細胞には，微絨毛が密生している．密生する場合に**刷子縁** brush border というが，小腸上皮の場合，長さと位置がそろっているので，一定の幅の帯を生じる．これを**線条縁** striated border または**小皮縁** cuticular border とよび，刷子縁（図B）とは区別する場合がある．

線条縁のラインに沿って濃染する点が一定の間隔でみられる（矢印）．細胞間の接着装置であり，**閉鎖堤** terminal bar とよばれる．

刷子縁（ヒトの腎臓，アザン染色）

腎臓の近位尿細管の管腔側には，微絨毛が密生して刷子縁を形成する．こちらは小腸の線条縁とは異なり，微絨毛がつくる線条がやや乱れている．腎臓の刷子縁は死後変化により急速に融解するので，固定条件のよい標本でなければ観察できないだろう．

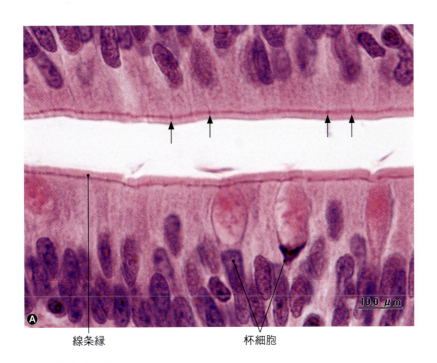

線条縁　　　　　　　杯細胞

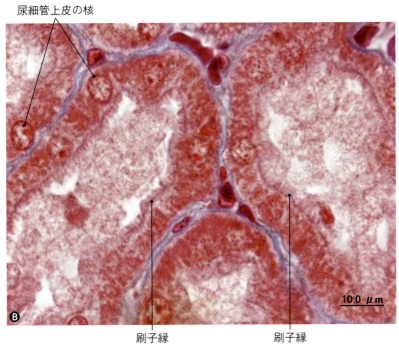

尿細管上皮の核

刷子縁　　　　　刷子縁

8 線毛と不動毛

A　線毛細胞（ヒトの卵管，HE 染色）

卵管の粘膜上皮では，線毛（繊毛）をもつ細胞が多数出現する．**線毛** cilia（単数は cilium）は微絨毛より長く，その基部には**中心子** centriole と同じ構造の**基底小体** basal bodies がある．基底小体は濃染し，1 列に並ぶので光顕下でも十分とらえることができる．線毛は運動能があり，協調して波状運動を行う．卵管では，卵巣から子宮へ向かって動く．線毛細胞の間に，線毛をもたない分泌細胞が散在する．

B　不動毛（サルの精巣上体，HE 染色）

精巣上体管の管腔側には，長い毛が寄り集まったものがみえる．これは背の高い主細胞から伸びるもので，運動性がないため**不動毛**とよばれる．不動毛の英名は stereocilia であるが，実際は線毛ではなく，きわめて長い微絨毛である．

（下図）線毛は，通常，細胞から多数伸びて，動きのある**動毛** kinocilia であるが，細胞から 1 本だけ生えて，運動能力をもたない場合がある．以前は単一線毛とよばれていたが，最近では**一次線毛** primary cilium とよぶことが多い．この構造物は，物理的・化学的センサーの役割をもつ．下図は，ラット海馬のニューロンから伸びる一次線毛をソマトスタチン受容体に対する抗体で赤く，核を緑色に染めてある．

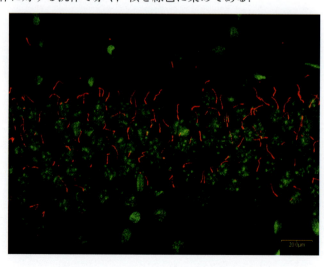

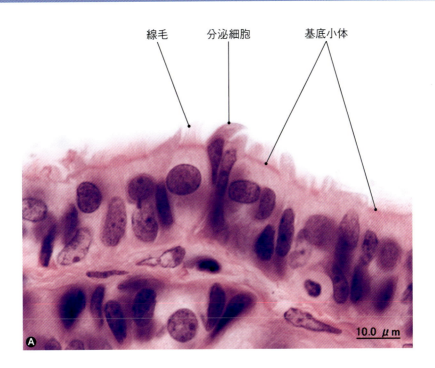

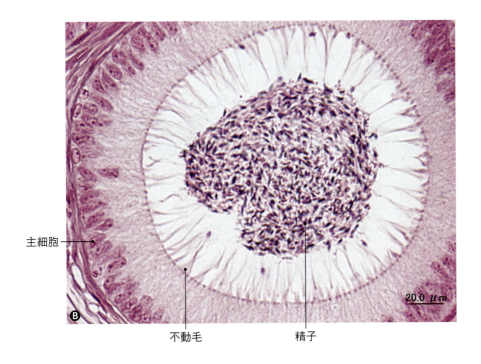

9 細胞分裂とアポトーシス

A 細胞分裂（ラットの肝臓，HE染色）

　細胞分裂の形態学的特徴は，染色体の出現と分配である．核膜が消失し，染色体がみえるようになり，次いで赤道面に並ぶ．中心体から伸びる**紡錘糸** spindle fibers により娘染色体は両極に引き離され，細胞質も二分される．左下の挿入図では，紡錘糸が観察される．
　ターンオーバーが早い腸の上皮細胞でも細胞分裂像が頻繁にみられるが，ここでは肝臓の部分切除後の標本を用いた．肝臓は高い再生能力をもつ臓器である．

B アポトーシス（マウスの乳腺，HE染色）

　細胞が死ぬときに，**アポトーシス** apoptosis とよばれる特徴的な死に方をする．これは放射線や毒素などの外因によって起こる場合と，発生段階にみられるような**プログラム細胞死** programmed cell death の場合がある．
　この図は乳腺の標本である．授乳期の母マウスから子どもを離すと，乳腺上皮にアポトーシスがいっせいに起こる．上皮細胞が腺腔に脱落して，核に染色質の断片化に伴う油滴状の核の破片が出現している．典型的なアポトーシス像である．

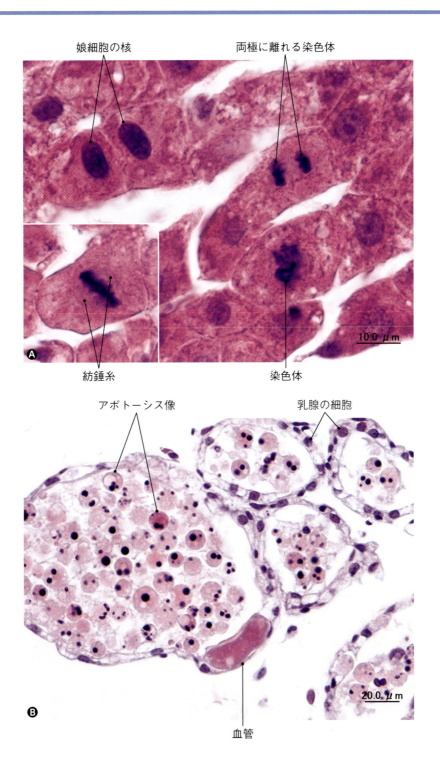

第2章 上皮組織

　体表，管腔臓器（消化管，気道，尿生殖道など），体腔（心膜腔，胸膜腔，腹腔）の表面は，石垣のように並んだ細胞の層によって覆われる．このような細胞層を**上皮** epithelium という．
　このなかで，心臓，血管，リンパ管などの液体に触れる腔の内面を覆う上皮を**内皮** endothelium，また体腔の内面を覆う上皮を**中皮** mesothelium とよんで，一般の上皮と区別する．内皮と中皮はいずれも単層扁平上皮からなり，外界との連絡がない．
　上皮のなかに活発な分泌活動を営む細胞が分化し，**腺細胞** glandular cells とよばれるようになる．腺細胞が集団をなしたものが**腺** glands であり，これには外分泌腺と内分泌腺がある．**外分泌腺** exocrine glands では，腺組織が外界に通じる管腔（あるいは体表）と導管によって連絡しており，分泌物はこの導管を通って管腔面や体表に分泌される．一方，**内分泌腺** endocrine glands では腺が管腔との連絡を失い，分泌物を周囲の血管やリンパ管に向かって放出する．

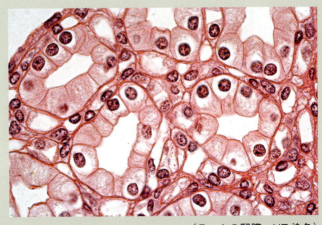

（ラットの腎臓，HE染色）

1 単層の扁平上皮と立方上皮

A 単層扁平上皮（ウサギの腸間膜，鍍銀染色とヘマトキシリン核染）

腸間膜を覆う上皮（**中皮** mesothelium という）では，扁平な細胞がシート状に1層並んでおり，**単層扁平上皮** simple squamous epithelium に分類される．

この図は腸間膜の膜片標本（丸ごとの標本）を上からみたもので，細胞間に銀粒子が付着して黒染するため，細胞の輪郭がはっきりみえる．隣接する細胞は蛇行する線でかみあっており，細胞間に隙間はほとんどない．単層扁平上皮は，ほかに胸膜や腹膜の漿膜上皮，血管やリンパ管の**内皮** endothelium などにみられる．

B 単層立方上皮（ヒトの腎臓，アザン染色）

腎臓の集合管では，立方形の細胞が1列に並んでおり，典型的な**単層立方上皮** simple cuboidal epithelium の形態を示す．上皮細胞の核は丸く，細胞のほぼ中央に位置する．細胞膜の管腔側には閉鎖堤（矢印）もみられる．この型の上皮の分布は，意外と限られており，ほかに脈絡上皮層（脳），脳室の上衣，甲状腺の濾胞上皮などにみられる．

図の上下にみられる管は尿細管であるが，隣り合う細胞が複雑にかみあっているので，集合管のような細胞の境界がはっきりしない．

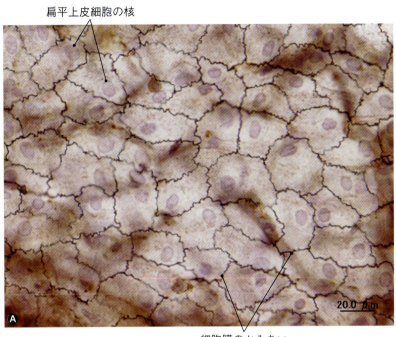

扁平上皮細胞の核

細胞膜のかみあい

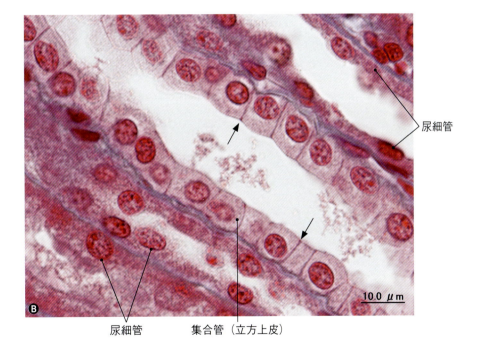

尿細管

尿細管　集合管（立方上皮）

2 単層円柱上皮と多列上皮

単層円柱上皮（ウサギの十二指腸，PAS染色＋ヘマトキシリン核染）

小腸の粘膜上皮では背の高い細胞が1列に並んでおり，**単層円柱上皮** simple columnar epithelium を形成している．典型的な単層円柱上皮は，消化管と胆道にみられる．

一般に，上皮の下層には結合組織が存在し，両者の境に**基底膜** basement membrane が存在する．基底膜には糖質が含まれるので，PAS染色で染まるのであるが，非常に薄いためこの図では辛うじてみえる程度である．PAS染色では，このほか杯細胞と線条縁が染まっている．

多列上皮（ヒトの気管，HE染色）

多列上皮 pseudostratified epithelium は単層円柱上皮の亜型とも考えられるもので，基底膜の上に配列する細胞は1層であるが，背の高い細胞（線毛細胞や杯細胞）だけが上皮の自由面に達し，低い細胞は到達していない．これらの細胞の核は上皮内での位置が異なるため細胞の層は5列くらいにみえる．基底側には，小型の**基底細胞** basal cells が並ぶ．

多列上皮は線毛をもつ場合が多く（**多列線毛上皮**），鼻腔，喉頭，気管などの気道系に共通のタイプである．

多列上皮内に出現する杯細胞の割合は部位によってさまざまである．図Bの多列上皮では典型的な杯細胞は含まれないが，下図（ヒトの気管，HE染色）では明るい細胞質をもつ数個の杯細胞が観察される．

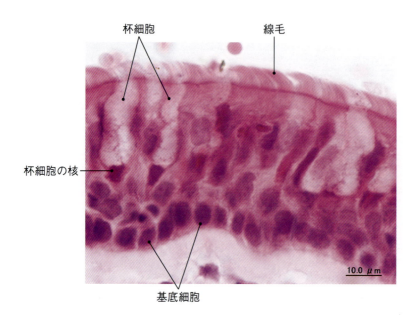

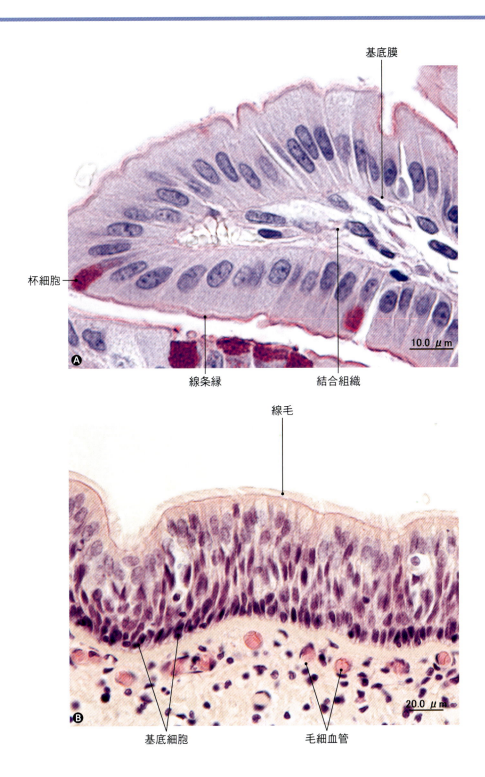

3 移行上皮と重層扁平上皮

A 移行上皮（ヒトの尿管，HE染色）

尿路（腎杯，腎盂，尿管，膀胱，尿道）の内面は，**移行上皮** transitional epithelium で覆われる．この上皮は機能（拡張や収縮）に応じて上皮の形態が変化するのでこの名がある．内腔（管腔）が狭いときは細胞が数層に重なり重層立方上皮のようなかたちになるが，内腔が尿の充満で拡張すると細胞が扁平になるとともに横へずれて細胞層の数が減少し，2〜3層になる．下図のサルの膀胱は，膀胱がやや拡張した像を示している．

移行上皮の最表層の細胞は大型でしばしば2核をもち，**被蓋細胞** Deckzelle または umbrella cell とよばれる．細胞質はエオジン好性を示す．

移行上皮の多くの細胞は基底膜に足をつけており，多列上皮に近いといわれる．

B 重層扁平上皮（ヒトの咽頭，HE染色）

重層扁平上皮 stratified squamous (flattened) epithelium では，扁平な細胞が幾重にも重なって厚く丈夫な上皮をつくる．上皮細胞は深層に向かうにつれ立方形となり，最下層の細胞は円柱形に近くなる．表皮（皮膚の上皮），口腔や咽頭の上皮，食道の上皮，膣の上皮などがこれに属する．

表皮の場合は，表層の細胞にケラチンが充満し，細胞自体は死んで，ケラチンの堆積層が厚く形成される．これを**角化** keratinization, cornification という（320ページ参照）．これにより，乾燥に耐えるさらに丈夫な上皮になる．

（下図）サルの膀胱の移行上皮（HE染色）である．表層の被蓋細胞が大きいこと，二核細胞があることがわかる．

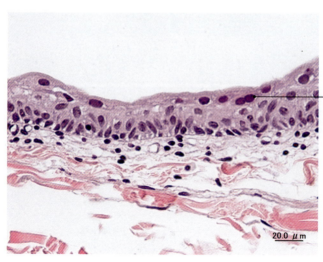

被蓋細胞

20.0 μm

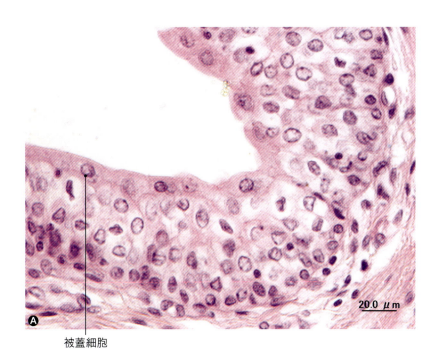

被蓋細胞

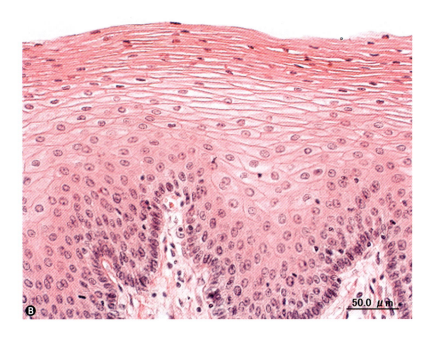

4　上皮間の接着装置

　タイト結合（マウスの皮膚の丸ごと標本，ZO-1 の免疫組織化学）

　単層の立方ないし円柱上皮を高倍率で観察すると，上皮細胞間の管腔面に濃染する点状構造が認められる（17ページ参照）．この構造は連続したもので，細胞間隙を閉鎖する装置になっており，古くから**閉鎖堤** terminal bar とよばれてきた．これは，電顕レベルでいうタイト結合，アドヘレンス結合，デスモゾームからなる接着複合体である．

　この図で示す皮膚（重層扁平上皮）では表皮果粒層で細胞間に閉鎖堤が発達しており，物質をせき止めるバリアを構築する．構成タンパク質も数多く同定されており，ここでは**タイト結合** tight junction（zonula occludens）の構成タンパク質の1つである ZO-1 に対する抗体で染色し，上からみたものである．タイト結合は連続した線で，多角形（通常は五角形ないし六角形）の模様をつくる．緑色は核である．

　細胞間橋（サルの歯肉，HE 染色）

　重層扁平上皮では，明るい帯状の細胞間隙に細胞の一部がとげのように伸び出した**細胞間橋** intercellular bridges をみることができる．そして，これがみられる層を**有棘層**という．細胞間橋の本態は電顕でいうところの接着斑（デスモゾーム）である．固定の際の細胞収縮により細胞間隙が広がったとき，接着斑のところだけが離れないために，「細胞間の橋」のようにみえるのである．

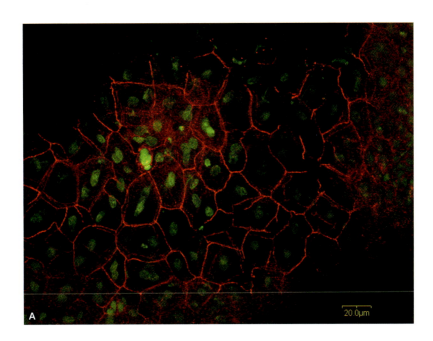

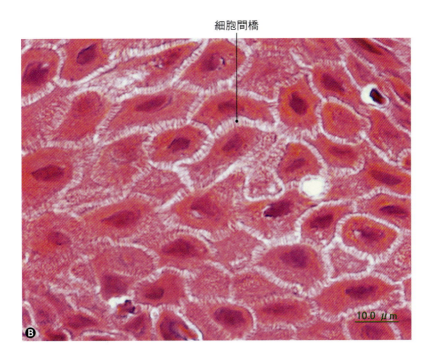

細胞間橋

5 腺上皮（1）—— 上皮内腺

多列上皮の上皮内腺（ヒトの耳管，HE染色）

耳管の上皮は多列線毛上皮で，比較的厚いほうである．その上皮のなかに明るい粘液細胞の小集団がみられる．このように上皮内で固有の小腺腔を囲んで腺細胞が配列する型の腺を**上皮内腺** intraepithelial glands（または**腺蕾**）という．ほかに，尿道，鼻粘膜，尿管などでみられる．

上皮内腺には，このほか杯細胞のように腺細胞が単独で存在する場合（**単細胞腺**，27ページ参照），図Bのように上皮全体が分泌細胞からなる場合（**分泌上皮層**という）がある．

分泌上皮層（サルの胃粘膜，PAS染色＋ヘマトキシリン核染）

胃粘膜上皮では，1種類の腺細胞（胃表面上皮細胞）が1列に並んでおり，**分泌上皮層** secretory sheet とよばれる．分泌果粒が多量の糖質を含むため，PAS反応に陽性を示し，紫紅色に染まっている．この細胞は粘液を出す典型的な外分泌細胞で，分泌果粒は分泌される側である核上部に集積している．

外分泌腺は大きくなると，上皮から結合組織内に落ち込んで，**上皮外腺**となる．このタイプが一般的な外分泌腺である．

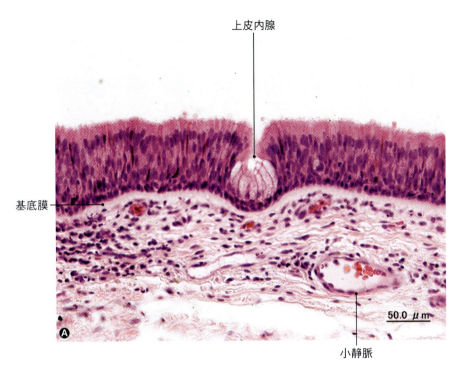

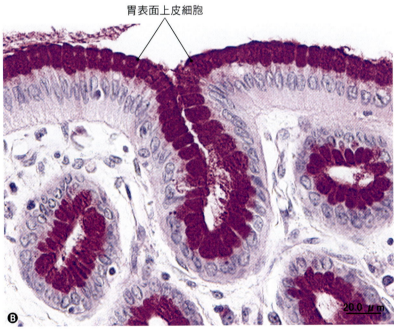

6 腺上皮（2）── 外分泌腺の形のさまざま

A 管状腺（ヒトの大腸，HE染色）

　外分泌腺は，腺細胞の集まりからなる部分と分泌物を運ぶ管からなっている．前者を**終末部** terminal portion（あるいは**腺体** glandular portion），後者を**導管** excretory duct とよぶ．
　この図の腸腺（陰窩）のように，終末部が管状になっているものを**管状腺** tubular gland という．大腸の腸腺は全体が試験管のような形で枝分かれせず，最も単純な管状腺である．明るく抜けてみえる部分は，杯細胞の粘液部分である．管状腺には，このほかエックリン汗腺，胃腺，子宮腺などがある．

B 胞状腺（ヒトの前立腺，HE染色）

　終末部の外形が膨らんで袋状になっているものを**胞状腺** alveolar glands といい，内部に広い腺腔をもつ．脂腺も外形は袋状であるが，広い腺腔はもたない（45ページ参照）．
　終末部の形態は球形であるが，サイズが小さく腺腔も狭いとき，ブドウの房に似ていることから**腺房** acinus とよび，そういった腺を**房状腺** acinous gland という．膵外分泌腺（37ページ参照）や唾液腺がその例である．

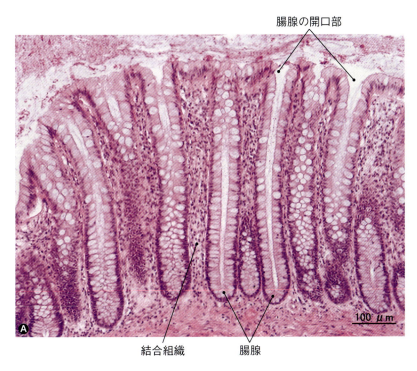

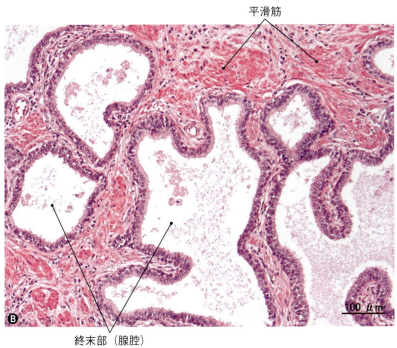

7 腺上皮（3）—— 分泌物のさまざま

A 漿液腺（ヒトの膵臓，AF-MG 染色）

　膵臓の外分泌腺は終末部がブドウの房（腺房 acinus）のようになっており，房状腺に分類される．

　膵臓はタンパク質性の分泌物（粘稠性はなく，サラサラとしている）を分泌する**漿液腺** serous glands の代表である．ほかに耳下腺，涙腺，舌腺（エブネル腺）などがある．

　漿液細胞の核は丸く，やや基底側に偏って位置する．基底側の細胞質には，粗面小胞体の集まりである**エルガストプラズマ**が発達し，塩基好性を示す．腺腔側には濃染する分泌顆粒が集まっている．

B 粘液腺（ヒトの十二指腸腺，HE 染色）

　十二指腸腺（ブルンネル Brunner 腺）は，粘液を分泌する典型的な**粘液腺** mucous glands である．といっても，タンパク質成分をまったく分泌しないわけではない．粘液性の腺細胞では，核は扁平で基底側に押しやられ，細胞質は全体に明るくみえる．尿道球腺や大前庭腺も典型的な粘液腺である．

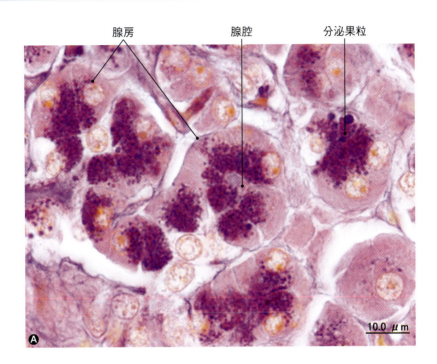

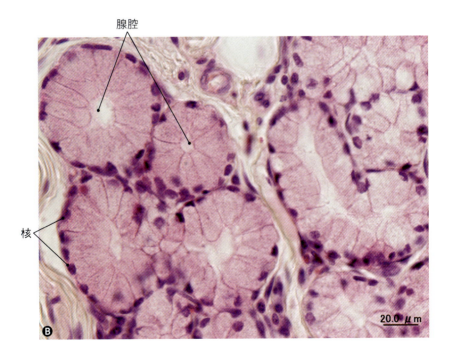

8 腺上皮（4）

混合腺（耳管腺，HE 染色）

　1つの腺の終末部に2種類以上の腺細胞が混じっている場合を**混合腺** mixed gland という．人体では漿液細胞と粘液細胞の組み合わせが普通で，典型的なものは，耳管腺，顎下腺，気管腺などでみられる．

　腺の終末部では導管に近い側に粘液細胞が，導管から遠いところに漿液細胞が集まる傾向にあり，後者が前者を帽子状に覆っているようにみえる．これは，断面の形から**半月**（**漿液半月**）demilune とよばれる．

細胞間分泌細管（ラットの膵臓，Golgi 鍍銀法）

　外分泌腺では，分泌物は腺細胞の自由面から腺腔のほうへ放出されるのが一般的であるが，腺の種類によっては隣接する腺細胞の間に細い管があり，いったんここに放出されたあとに腺腔に集まる．この管を**細胞間分泌細管** intercellular canaliculi というが，通常の標本ではみえない．

　この標本では，細胞間分泌細管とそれに続く腺腔の全体が黒く鍍銀されている．細胞間分泌細管は，膵臓のほか耳下腺，顎下腺，小汗腺などの漿液腺でみられる．一方，細胞質内に分泌細管が存在することがあり，**細胞内分泌細管** intracellular canaliculi とよばれ，胃の壁細胞に典型例をみる（210ページ参照）．

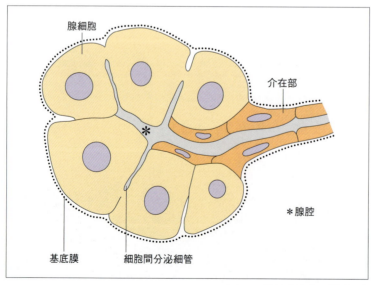

（ラット膵外分泌部の模式図）

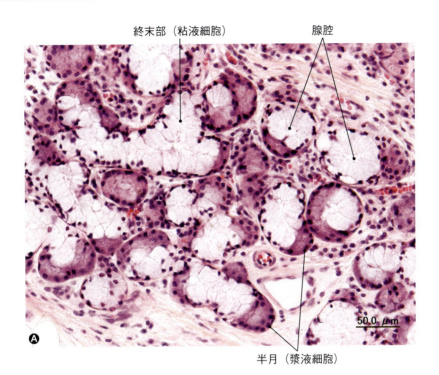

9 腺上皮 (5)

唾液腺の介在部と線条部（サルの耳下腺，HE 染色）

　終末部で産生された分泌物は導管によって上皮表面に運ばれるが，唾液腺では途中に**介在部** intercalated duct と**線条部** striated duct が区別される．

　介在部は終末部に続く細い管で，比較的小型で丈の低い立方上皮もしくは扁平上皮からなる．上皮細胞の細胞質は少なく，明るくみえる．横断像では細胞が数個，細い管腔を囲んで配列している（図 B）．

　線条部は介在部よりかなり太く，円柱上皮細胞が 10 個以上並んでいる．核は丸く，中央または管腔よりに位置する．細胞質は豊富で，介在部の細胞よりエオジンによく染まる．細胞の基底側に多数の線条（**基底線条** basal striation）をもつのが特徴である．コンデンサーの絞りを絞るとよりよくみえるであろう．

　図の右上の管は，介在部と線条部の移行部であると思われる．

　耳下腺は典型的な漿液腺であるが，サルの耳下腺の終末部では分泌物が充満しているせいか，核が基底側に押しやられている．

唾液腺の介在部と線条部（ヒトの顎下腺，HE 染色）

　この図ではエオジンの色が褪せているので，線条部細胞の好酸性の染色性や，基底線条が明瞭ではないが，介在部とは管のサイズが大きく異なるので，区別が容易である．周囲の終末部は漿液性である．

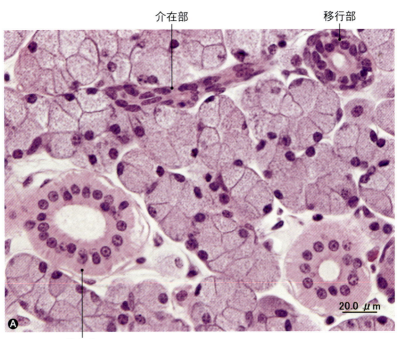

A

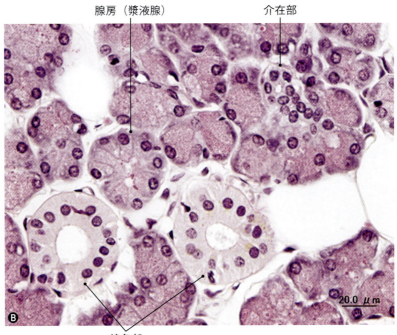

B

10 腺上皮 (6)

離出分泌（ヒトの腋窩の皮膚，HE 染色）

アポクリン汗腺では，細胞質の一部が腺腔内に舌状に突出している像（アポクリン突起という）がしばしば観察される．この種の腺細胞では分泌物が満たされると腺腔に向かって盛り上がり，ついには分泌物とともに細胞質がちぎれ，腺腔に分離する．このような分泌様式を**離出分泌** apocrine secretion という．したがって，上皮の高さは分泌活動に応じて変化する．乳腺でも離出分泌が行われるが，そこでは小規模の離出であるため，光顕レベルではとらえにくい．

筋上皮細胞（ヒトの腋窩の皮膚，HE 染色）

外分泌腺の終末部に収縮能もつ**筋上皮細胞** myoepithelial cells（**かご細胞** basket cell）がしばしば出現する．この上皮性細胞は，腺細胞と基底膜の間に存在し，細長い突起を伸ばし，全体として終末部を「かご」のように取り囲んでいる．筋上皮細胞は細胞質に筋原線維を豊富に含むため，HE 染色標本ではエオジンに赤く染まる．

アポクリン汗腺の筋上皮細胞は，突起が太く直線状に伸びており，すのこ状の「かご」をつくっている．唾液腺や乳腺では，星状の細い突起を伸ばし網状になる．筋上皮細胞が収縮すると，腺腔内の分泌物が勢いよく押し出される．筋上皮細胞は，ほかに小汗腺，涙腺などの外胚葉性の腺にみられる．

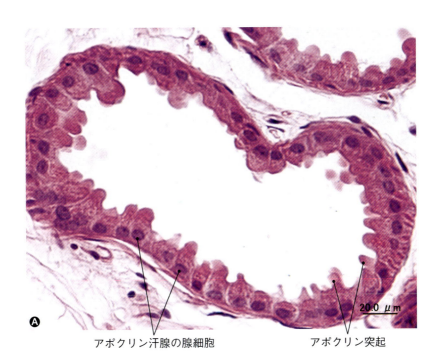

アポクリン汗腺の腺細胞　　アポクリン突起

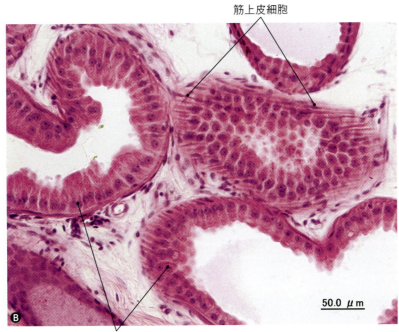

筋上皮細胞

アポクリン汗腺の終末部

11 腺上皮 (7)

脂腺と全分泌（ヒトの外耳道，HE 染色）

　皮脂腺は脂質を分泌する腺であり，分泌物の種類による分類では，漿液腺，粘液腺に対して**脂腺** sebaceous gland に分類される．脂腺は通常，毛に付随して，分泌物を毛包内に放出する．毛がない皮膚に出現する場合は**独立脂腺**といい，亀頭包皮，小陰唇（316 ページ参照），乳頭などにみられる．ここに示す外耳道では，毛はあるが退化的である．

　皮脂腺の腺細胞は終末部の最外層で分裂し，その近くではまるい核をもつ小型の細胞である．そこから離れ，導管のほうへ進むうちに脂肪滴が細胞質に充満し，細胞が大きくなる．そして，導管に近づくと，細胞全体が変性死滅し，ついにはそのまま分泌物として放出される．このような分泌様式を**全分泌** holocrine secretion という．

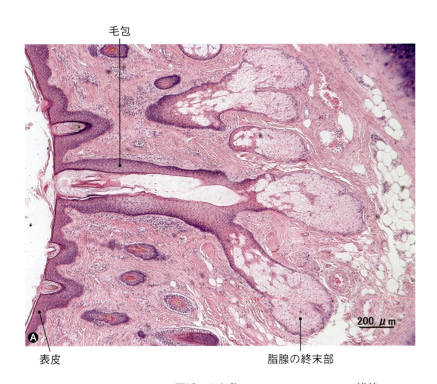

毛包

表皮　脂腺の終末部

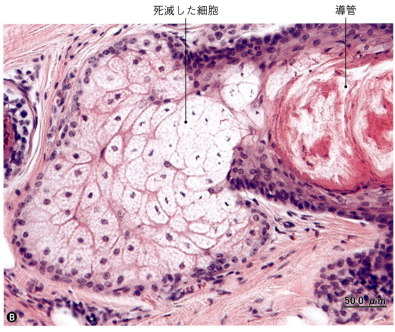

死滅した細胞　導管

第3章 結合組織

　結合組織 connective tissue は，器官や組織の間を埋めて，機械的に支持・結合する組織である．また，脈管（血管，リンパ管）や神経の通り道，栄養物質や代謝産物の移動の場（脈管外通液路）として重要である．さらに，結合組織は異物の除去や免疫反応など，生体の防御機構にあずかる種々の細胞を含み，それらの活動の場になっている．名称から受けるイメージとは異なり，動的な組織なのである．

　結合組織は細胞間質が豊富で，細胞はそれに埋まるように散在することを特徴とする．細胞間質は均質無構造の**基質** ground substance と**線維成分**に分けられる．後者には**膠原線維**，**弾性線維**，**細網線維**の3種類がある．

　基質は光顕下では無構造であり，通常の標本では形態学的にはとらえにくい．その主要成分は高分子多糖である**グリコサミノグリカン** glycosaminoglycan で，強い陰性荷電をもっている．生体内では，これがコアタンパク質に結合して**プロテオグリカン** proteoglycan とよばれる複合体をつくっている．

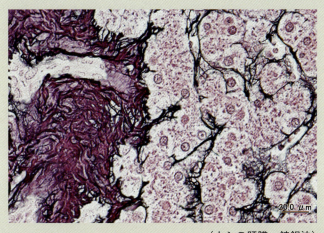

（ウシの肝臓，鍍銀法）

1 線維成分

A　膠原線維と弾性線維（ラットの腸間膜の丸ごと標本，RF-MG 染色）

　この図では，**膠原線維** collagen fibers がライトグリーンで緑に染まっている．膠原線維は**コラーゲン細線維** collagen filaments が多数集まって帯状になったもので，線維の太さはさまざまである．通常の組織切片では，緩やかに波をうって走る場合が多い（51 ページ参照）．膠原線維はエオジン（淡いピンク色），ライトグリーン（薄緑色），アニリンブルー（青色）などの酸性色素によく染まる．

　一方，エラスチンを主成分とする**弾性線維** elastic fibers は針金のように細く，さかんに枝分かれをする．また，断端ではゼンマイのように巻くことがある．この線維の特殊染色としては，ここで用いたレゾルシンフクシン（RF）のほか，アルデヒドフクシン（濃青色）が有名である．

B　細網線維（サルのリンパ節，Gomori の鍍銀法）

　細網線維 reticular fibers は膠原線維と同じくコラーゲンからできるが，膠原線維と違ってかなり細く，分岐・吻合を繰り返して繊細な網をつくる．その形状から，**格子線維** lattice fibers ともよばれる．この線維は外力に抵抗するというより，むしろ細胞の居住空間をつくり，細胞の移動の足場を提供し，ミクロの骨組みとして重要である．

　細網線維は鍍銀法によって黒染するため，**好銀性線維** argyrophil fibers ともよばれる．鍍銀染色では，膠原線維は褐色に染まるので両者を区別できる．細網線維は膠原線維がほぐれたものであるから，両者の移行部を随所でみることができる．

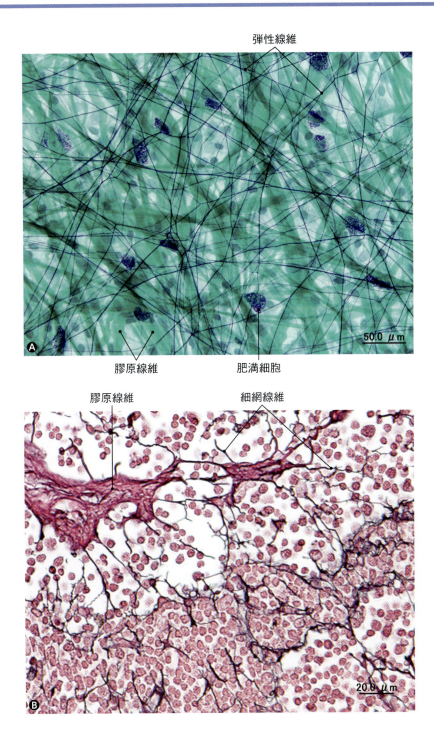

2 疎性および密性結合組織

 疎性結合組織（ヒトの空腸の粘膜下組織，HE 染色）

　結合組織のなかで，線維成分（主に膠原線維）が緩やかに配列するものを**疎性結合組織** loose connective tissue といい，一方，線維がびっしり集合してできているものを**密性結合組織** dense connective tissue という．

　疎性結合組織では，紡錘形ないし星形の**線維芽細胞** fibroblasts が散在し，その間に太さの異なる膠原線維がいろいろな方向に走っている．その細胞核は細長い楕円形で，1〜2個の核小体をもつ．

 密性結合組織（サルの眼球の強膜，HE 染色）

　密性結合組織 dense connective tissue（**強靱結合組織**ともいう）は，物理的外力に対抗するために発達したものである．線維は密に配列しており，線維間の狭い隙間には押しつぶされた線維芽細胞が介在するだけで，細胞成分や基質（細胞間質）は少ない．強膜や腱，靱帯では，膠原線維束が規則的に走行しており，**平行密性結合組織**に分類される．

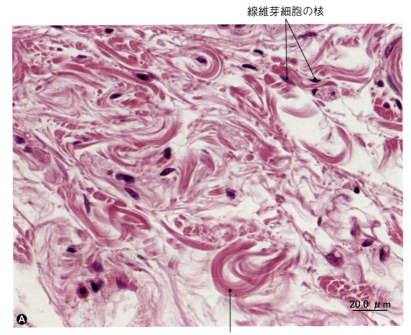

線維芽細胞の核

膠原線維

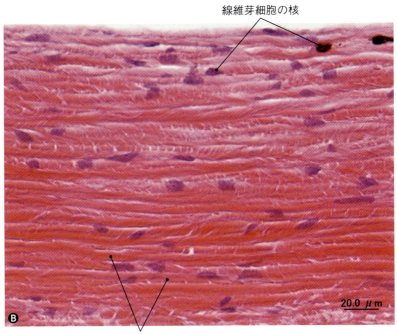

線維芽細胞の核

膠原線維束

3 細網組織

細網細胞（ヒトの脾臓，PAS染色＋ヘマトキシリン核染）

この図は，脾臓の脾索とよばれる部分を示す．ここには線維成分は少なく，細長い突起を数方向に伸ばす線維芽細胞（**細網細胞** reticular cells）が，全体として細胞の網工をつくっている．このように細網細胞の網が組織構築の基礎になっているものを**細網組織** reticular tissue という．細網細胞がつくる網の目に，マクロファージ，白血球などの遊走細胞が多数存在する．細網組織は，リンパ性器官（リンパ節，胸腺，扁桃，脾臓）と骨髄で発達する．

この標本ではPAS染色により，細網細胞のなかの細網線維（正確には周囲の糖質）が赤紫色に染まっているが，図Bの鍍銀染色に比べると鮮明ではない．

細網線維（イヌのリンパ節，鍍銀法）

鍍銀染色した標本をみると，細網組織の骨組みが**銀好性線維**，すなわち細網線維でできていることがわかる．細網線維は分岐と吻合を繰り返し，全体として三次元の網をつくっている．黒く鍍銀された線維は，細網細胞の細胞体と突起のなかを通ってはりめぐらされており，通常は露出することはない．

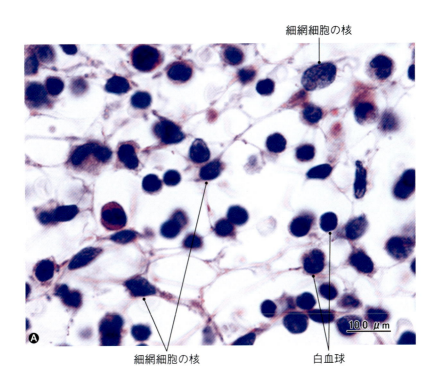

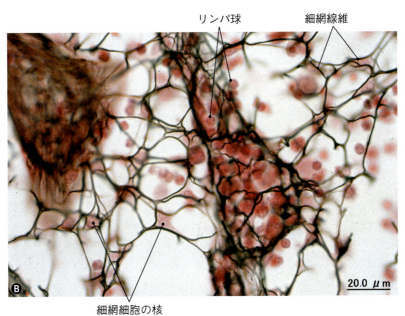

4 膠様組織と脂肪組織

 膠様組織（ヒト胎児の臍帯，HE 染色）

　膠様組織 gelatinous tissue は胎児や新生児で発達する透明で粘液質に富む，いわば原始的な結合組織である．突起を伸ばす線維芽細胞が散在し，その間には少量の膠原線維が散らばっている．間質は粘液性の物質（グリコサミノグリカン）で満たされており，独特の弾力性（新生児の肌の感触）をもち，**ワルトンの軟肉** Wharton jelly ともよばれる．皮下組織などに広く存在するが，臍帯（下図）で典型的なものがみられ，標本をつくる際に手に入りやすい．

 脂肪組織（ヒトの指腹の皮下組織，HE 染色）

　脂肪細胞 fat cells，adipose cells は細胞質中に大きな脂肪塊をもつ細胞で，成熟した細胞では，細胞質のほとんどが巨大な 1 個の脂肪滴で占められている．扁平な核は脂肪滴で押され，細胞の一側に偏在している．脂肪細胞が集塊をなすものを**脂肪組織** adipose tissue といい，皮下組織（皮下脂肪），腸間膜，心臓や腎臓の周囲でよく発達する．

　脂肪は通常のパラフィン切片の作製過程でアルコール，キシレンを使用するために溶出し，脂肪滴があったところは明るく抜けてみえる．

（下図）ヒトの臍帯（HE 染色）

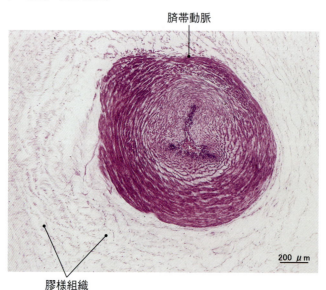

臍帯動脈

膠様組織

200 μm

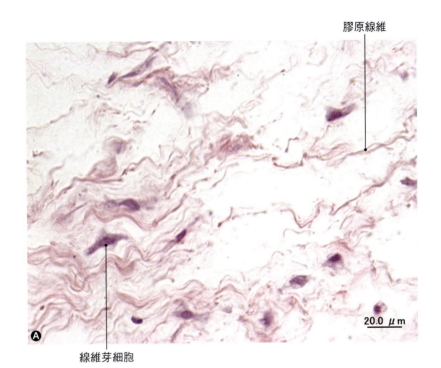

膠原線維

線維芽細胞

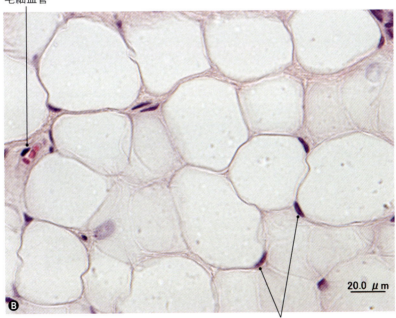

毛細血管

脂肪細胞の核

5 脂肪組織

 脂肪染色（マウスの皮下組織の伸展標本，ズダンとトルイジンブルー染色）

脂肪滴には主として中性脂肪が含まれる．これを染めるときは伸展標本や凍結切片を用い，ズダンⅢ，オイル赤などの脂溶性のアゾ色素で染める．伸展標本とは，皮下組織を少量つまみ，針やピンセットでガラスの上に広げて展開した標本である．

図Aでは，赤く染まった脂肪滴のまわりに薄い細胞質と，そのなかには核が観察される．一部の細胞には小型の脂肪滴もみえる．細胞質と脂肪滴の間の隙間は，標本作製時に脂肪滴が縮んだためにできた人工的なものである．

 脂肪細胞の細網線維（ヒト，Gomori 鍍銀法）

脂肪細胞は1個ずつ細網線維の網に囲まれており，鍍銀法でこの網を染めることができる．線維は種々の方向に走り，脂肪細胞を補強・支持する働きがある．黒い細網線維の網のなかには褐色に染まる膠原線維が一部混じっている．下図の強拡大の写真では，細網線維（黒色）と膠原線維（褐色）の関係がよくわかる．

（下図）図Bの一部拡大

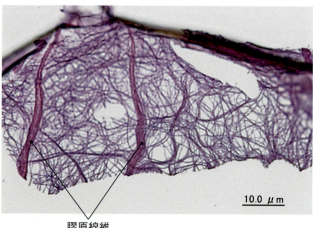

膠原線維

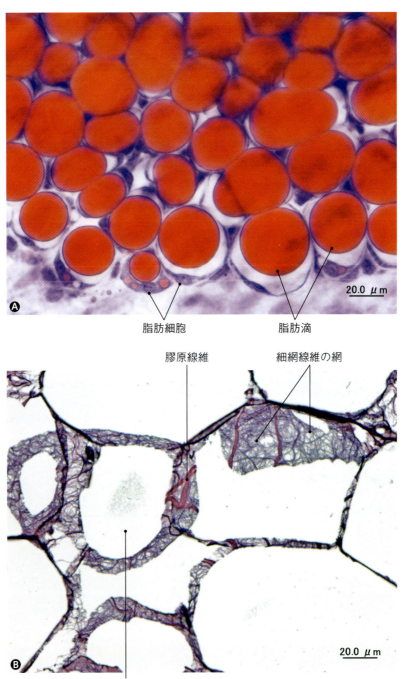

Ⓐ 脂肪細胞　　脂肪滴

Ⓑ 膠原線維　　細網線維の網　　脂肪滴があったところ

6 褐色脂肪と肥満細胞

褐色脂肪（マウスの肩甲骨の間，HE 染色）

　褐色脂肪細胞 brown adipose cells では，通常の脂肪細胞（白色脂肪細胞 white adipose cells）と異なり，細胞の中央に円形の核が存在し，細胞質中には小型の脂肪滴が多数出現する．明るく抜けてみえる脂肪滴の間の微細果粒状のものは，すべてミトコンドリアである．

　肉眼で褐色にみえる褐色脂肪組織 brown adipose tissue は，体内の限られた場所に発達する．身近な動物では，齧歯類の左右の肩甲骨の間にかなりまとまった褐色脂肪組織が存在する．ヒトでは，新生児の鎖骨下や大血管の近傍にみられる．成人では消滅するといわれていたが個人差があり，一部のヒトではかなり残っており，熱産生に寄与している．

肥満細胞（マウスの皮下組織の伸展標本，トルイジンブルー染色）

　肥満細胞 mast cells は比較的大型の細胞で，細胞質は丸い粗大な果粒で充満している．この果粒中には，硫酸基に富むグリコサミノグリカンを含むため，典型的な**メタクロマジー** metachromasia（**異染性**）を示す．すなわち，トルイジンブルー，メチレンブルーのような青い塩基性色素で，赤紫色に染まる．

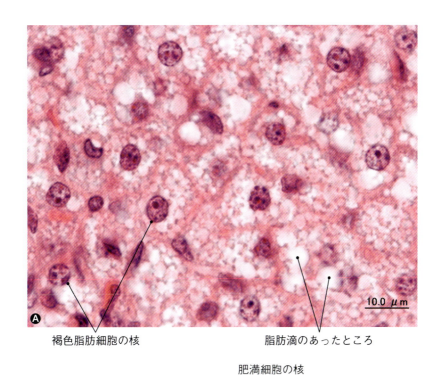

7 結合組織の遊走細胞

マクロファージ（サルの小腸，HE染色）

腸管の粘膜固有層は疎性結合組織に分類されるが，ここにはさまざまな遊走細胞（自由細胞）が出現する．特にこの図のようにサルの絨毛先端部の固有層には，**マクロファージ** macrophages が集まっている．マクロファージは大型の明るい核をもち，細胞質が豊かである．ここにいるマクロファージは，血球，寿命を終えた上皮細胞，粘液性物質などを取り込んでいるのが特徴である．

粘液物質を取りこむ例は，ヒトの大腸によくみられる．PAS染色で赤紫色の果粒を含んでおり（下図），muciphage とよばれる．

形質細胞（サルの小腸，HE染色）

形質細胞 plasma cells も結合組織に広く分布する遊走細胞で，特に消化管の粘膜固有層に多い．この細胞の主な働きは，抗体産生である．

形質細胞は全体に丸みのある細胞で，卵の形に似ている．特徴は球状の核に特有の模様がみられることで，**車輪核**（車軸核）とよばれる．細胞質は豊かで，抗体産生を行う粗面小胞体が発達するため塩基好性を示し，HE染色ではアズキ色に染まる．

（下図）ヒトの結腸（PAS染色）

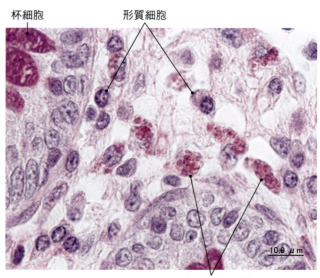

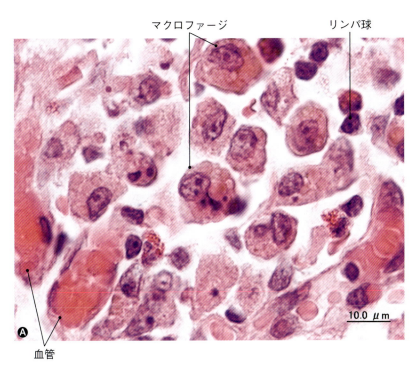

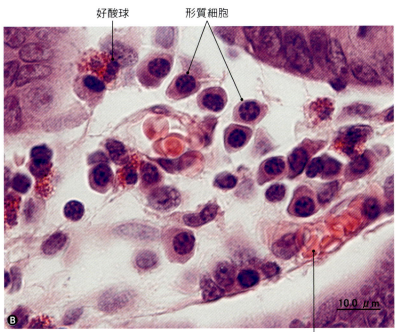

第 4 章　軟骨組織

　軟骨組織 cartilage tissue は結合組織が特殊化したものであり，**軟骨細胞** chondrocytes とその間を埋める細胞間質（**軟骨基質** cartilage matrix）とからなる．一般的な結合組織と同様に細胞間質が軟骨組織の主体を占め，細胞成分は少ない．唯一の細胞成分である**軟骨細胞** chondrocytes は，1個ずつ**軟骨小腔** cartilage cavity に入っている．軟骨基質は膠原線維と弾性線維をさまざまな程度に含み，それらがコンドロイチン硫酸に富む無定形の物質（線維間質）に埋め込まれている．線維成分の種類と割合によって軟骨の性質が決まる．軟骨には，**ガラス軟骨**，**弾性軟骨**，**線維軟骨**の3種類がある．

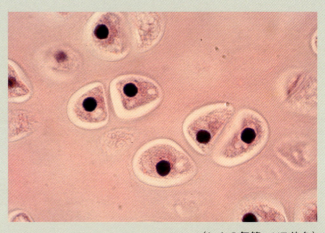

（ヒトの気管，HE染色）

1 ガラス軟骨

  ガラス軟骨（ヒトの気管，HE染色）

ガラス軟骨 hyaline cartilage は，肋軟骨，気道の軟骨，骨端軟骨などにみられる半透明で弾力性に乏しい軟骨である．ガラス軟骨は圧力に抵抗性があるので，関節でぶつかりあう骨の表面を覆っているのもこの軟骨（関節軟骨）である（78ページ参照）．

ガラス軟骨（関節軟骨を除く）は，結合組織性の被膜である**軟骨膜** perichondrium で覆われる．軟骨細胞は軟骨膜に近づくにつれ扁平になり，軟骨膜中の線維芽細胞に移行する．軟骨膜は血管を含むが，軟骨そのものには血管は進入せず，栄養や酸素は軟骨膜にある血管から拡散・浸透によって供給される．

軟骨細胞は1個ずつ軟骨基質の空所である**軟骨小腔** cartilage cavity のなかに入っている．軟骨小腔は軟骨の中心部近くでは，2個ないし4個が対をなして配列する場合が多く，間には軟骨基質の細い仕切りが入り込んでいる（下図）．母細胞の分裂によって生まれた軟骨細胞が寄り添っているのである．

軟骨基質は硫酸基に富むので，**メタクロマジー** metachromasia（異調染色性）を示し，トルイジンブルーなどの塩基性の青い色素では赤紫色に染まる（下図）．軟骨小腔を直接取り囲む薄い帯状の領域は**細胞領域基質** territorial matrix とよばれ，明るく抜けてみえる．

（下図）ブタの関節軟骨をカミソリで薄く切り，トルイジンブルーで染色したものである．2個ずつペアになっている軟骨細胞が多い．

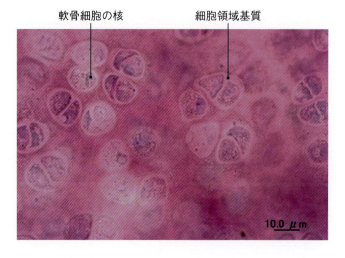

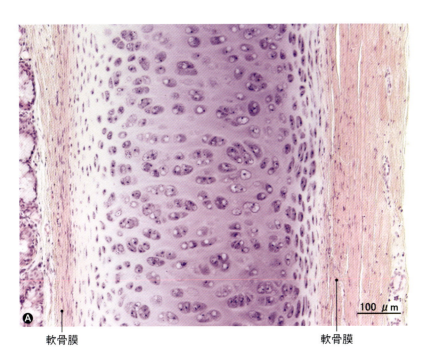
軟骨膜　　　　　　　　　　　　　　軟骨膜

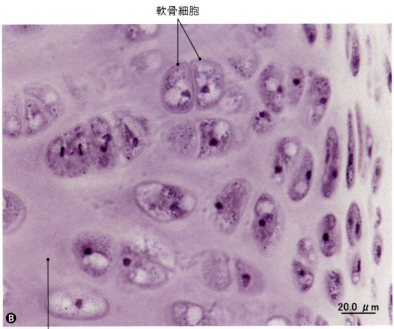
軟骨細胞

軟骨基質

2 弾性軟骨と線維軟骨

A 弾性軟骨（ヒトの耳介，レゾルシンフクシン染色）

　弾性軟骨 elastic cartilage は基質に大量の弾性線維を含んでおり，レゾルシンフクシンやアルデヒドフクシンで線維を選択的に染めることができる．

　軟骨内の弾性線維は軟骨小腔のまわりで密である．それらは軟骨膜に近づくにつれて少なくなる．

B 線維軟骨（サルの椎間円板，MG 染色）

　線維軟骨 fibrous cartilage では軟骨基質のコンドロイチン硫酸が少なく，かわりに膠原線維が豊富である．太い膠原線維が束をつくって波状に走っており，通常の HE 染色標本でも十分みることができるが，ライトグリーン（Masson-Goldner 染色）やアニリンブルー（アザン染色）で染色するとさらによくわかる．

　軟骨細胞は膠原線維の間に散在性に，あるいは列をつくって並ぶ．細胞は，ガラス軟骨のそれと比較して小型で，形はほぼ球形のものから膠原線維にはさまれて扁平なものまでさまざまである．このタイプの軟骨は，ガラス軟骨と密性結合組織の移行型とみなすことができ，実際ガラス軟骨や周囲の結合組織と境界なく移行している．線維軟骨は恥骨結合，椎間円板などでみられる．

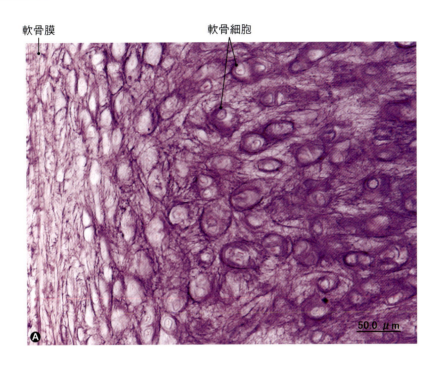

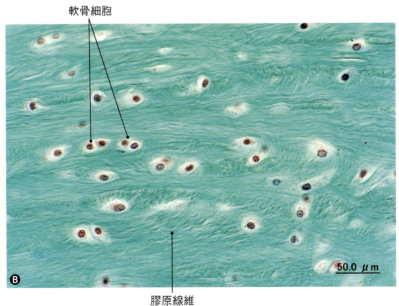

第5章 骨組織

　骨の主体をなす**骨組織** bone tissue は結合組織が特殊化したもので，少量の細胞成分と豊富な細胞間質とからなる．細胞間質は骨基質とよばれ，大量の無機質（リン酸カルシウムを主体とする）を含み，特有の硬さをもつ．完成した骨組織中の細胞成分は，散在する**骨細胞** osteocytes だけである．骨は身体の支柱としての働きのほかに活発な代謝活動を営み，体液のカルシウム濃度を一定に保っている．

　骨組織は硬いので，通常の方法では組織標本をつくることはできない．骨を酸やキレート剤につけておくと，カルシウム塩が溶け去り，形を保ったままで骨を軟らかくすることができる．このような標本を通常の方法で包埋し，薄切したのが脱灰標本である．まったく別のタイプの**研磨標本**は，さらした骨をノコギリで薄く切り，一枚一枚を砥石の上でさらに紙のように薄くしたもので，無染色あるいは下の図のように染色して観察する．

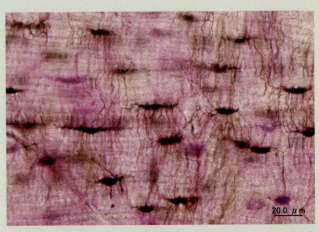

（ヒトの骨，研磨標本，カルボールフクシン染色）

1 骨 (1)

骨の研磨標本（イヌ，ヘマトキシリン染色）

　骨組織そのものをみるにはこのような研磨標本が適している．骨組織は一般に層板構造を示し，それらが平行線状か同心円状に配列する．**緻密骨** compact bone では，最外層（骨膜直下）と最内層（髄腔面）は，骨表面に平行の数層の層板からできている．これをそれぞれ，**外および内基礎層板**（または環状層板）external and internal basic lamellae という．この図では内基礎層板がみえている．

　緻密骨の内部は，**ハバース管** haversian canal を中心にもつ円筒形の**オステオン** osteon（骨単位，ハバース系ともいう）が集まってできており，そこでは同心円状の層板構造がみられる．ハバース管を横方向につなぐのが**フォルクマン管** Volkmann canal である．

骨の脱灰標本（ヒト，HE 染色）

　骨の脱灰標本は，軟部組織，つまりハバース管やフォルクマン管の内部，骨膜を観察するのに用いられる．

　骨膜 periosteum は緻密な結合組織である．

　ハバース管とフォルクマン管は，細い動静脈や毛細血管を含み，緩い結合組織で満たされている．血管の構成は管の太さによって異なるが，下の図では，辛うじて動静脈と毛細血管を区別できる．

（下図）ヒトの骨の脱灰標本（HE 染色）

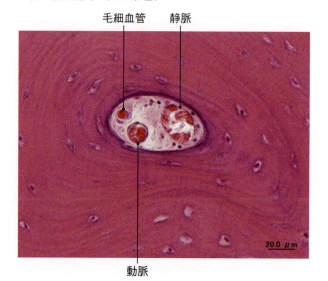

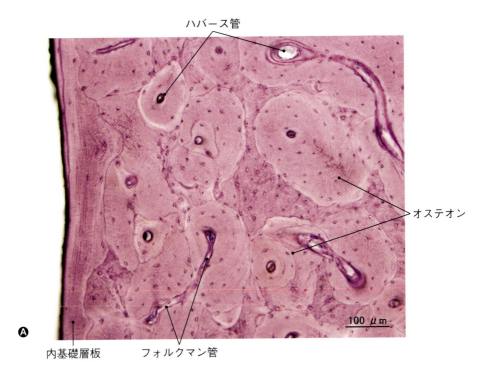
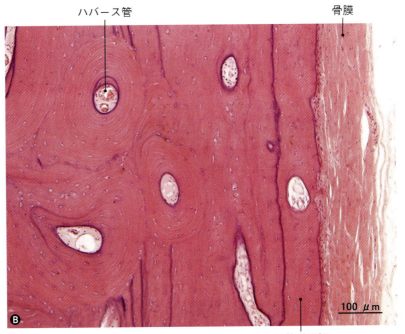

2 骨 (2)

 オステオン（ヒトの骨の横断，研磨標本，カルボールフクシン染色）

　この標本では，骨基質以外の軟組織の部分がカルボールフクシンで赤く染まっている．オステオンでは，**骨細胞** osteocytes を入れる**骨小腔** bone cavities (lacunae) がハバース管を同心円状に取り巻いている．円形のオステオンの間にはハバース管をもたない不完全な層板系がみられ，**介在層板** interstitial lamellae とよばれる．

　フォルクマン管の同定は必ずしも容易ではない．フォルクマン管は層板のさやに包まれないのが特徴である．

 骨細胞（ヒトの骨の横断，研磨標本，カルボールフクシン染色）

　研磨標本では，軟組織はひからびており，細胞成分は観察できない．空所になって抜けているか，赤黒く染まっている．

　オステオンの層板の間に骨小腔が存在する．骨小腔から両側に多数の細かい**骨細管** bone canaliculi が出ており，隣接する骨小腔から伸びた骨細管と連絡する（下の図を参照）．骨細管は骨細胞の細い突起を入れており，骨細胞はこの細管を通してハバース管から栄養や酸素を得ている．

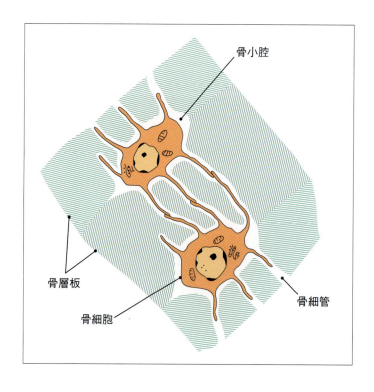

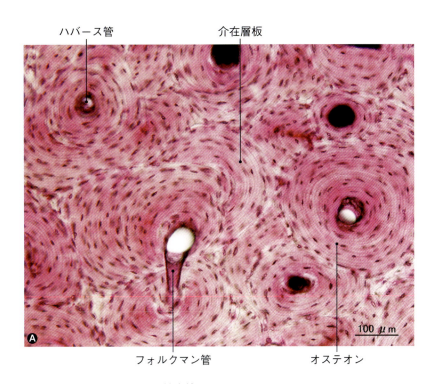

A ハバース管　介在層板　フォルクマン管　オステオン　100 μm

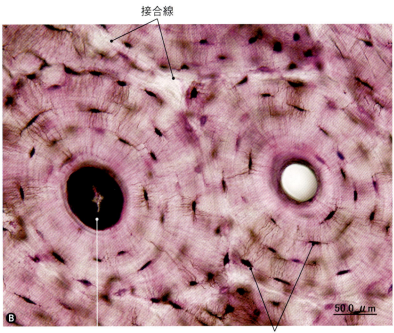

B 接合線　ハバース管　骨小腔　50.0 μm

3 骨の発生 (1)

骨の発生—膜内骨化（ヒト胎児の頭蓋骨の脱灰標本，HE 染色）

頭蓋骨と鎖骨（膜性骨という）では，皮下の結合組織板のなかにいきなり骨組織（**膜性骨** membranous bone）が現れ，成長していく．この現象を**膜内骨化** intramembranous ossification という．

図の上のほうが皮膚側である．2 枚の結合組織板の間に，エオジンで染まる骨片が散在している．骨片の間は血管に富む緩やかな結合組織（膠様組織に近い）である．

膜性骨の一部拡大（ヒト胎児の頭蓋骨の脱灰標本，HE 染色）

膜性骨の骨片のまわりには**骨芽細胞** osteoblasts が 1 列に並んでおり，周辺へ骨化領域を広げている．頭蓋骨の場合骨は皮膚側（外側）に成長するので，骨細胞は皮膚側に多く密集している．骨芽細胞の核は明るく，核小体が明瞭である．骨芽細胞の細胞質には粗面小胞体が発達しているので，塩基好性を示し，ヘマトキシリンで暗調に染まる．エオジンで赤く染まっている部分が石灰化の進んだ骨基質で，そのなかにみられる細胞は骨細胞である．

骨芽細胞の列の反対側，つまり骨片の下側に位置するのが**破骨細胞** osteoclasts である．マクロファージに由来する破骨細胞の特徴は，大型で多核であることである．この図では，4 個の核がみられる．細胞質はエオジンで淡く染まる．

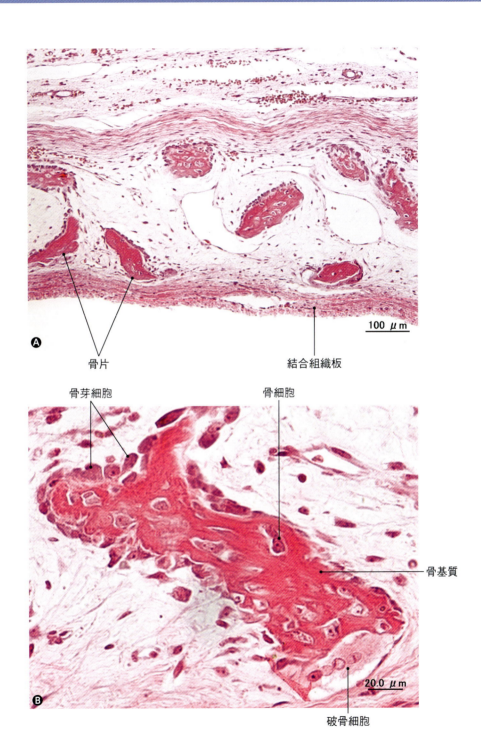

4 骨の発生 (2)

  骨の発生—軟骨内骨化（ヒトの指骨，脱灰標本，HE 染色）

　膜性骨を除く大部分の骨は，まず軟骨でつくりあげられ，次いで骨組織に置き換わる（**置換骨**）．このような骨形成過程を**軟骨内骨化** enchondral ossification といい，胎児や成長中の長骨の骨端部で典型的なものがみられる．長骨の骨端部では，まず軟骨細胞が列をつくって並んでいる（**軟骨柱**）（下図）．列の先では，細胞質の膨化（軟骨小腔の拡大）や核濃縮などの変性の兆候が顕著で，基質には石灰化（カルシウム沈着）が起こってくる．次いで，血管の進入とともにマクロファージや破骨細胞が入り込んで，死んだ軟骨細胞と石灰化基質を貪食する．

　そして，細くなって残った軟骨基質の梁(はり)に骨細胞がとりつき，骨基質を添加していく（図B）．この近くには，破骨細胞が多い．

（下図）ヒトの指骨，脱灰標本（HE 染色）

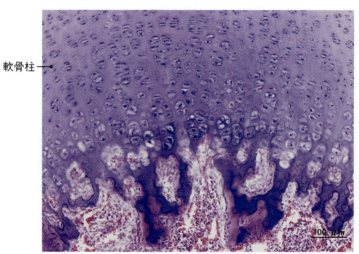

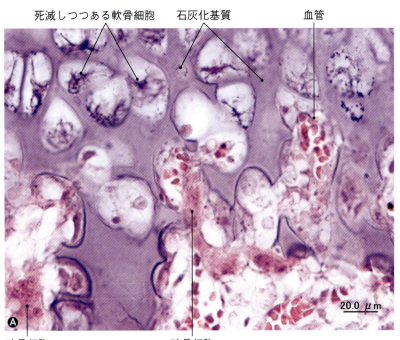

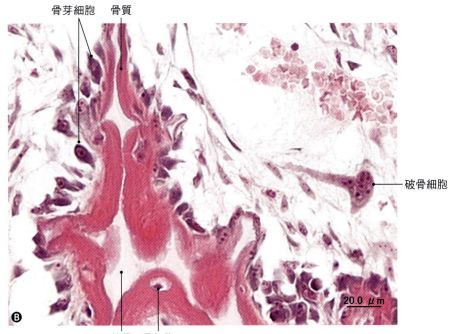

5 関節軟骨と骨の改築

A 関節軟骨（ヒトの指関節，HE 染色）

　長（管）骨の骨幹では，厚く充実した骨質が取り巻いており，**緻密骨** compact bone という．一方，骨端部ではさまざまな方向に走る薄い骨（骨梁，骨小柱）がスポンジ状に配列しており，全体を**海綿骨** spongy bone（または**網状骨** cancellous bone）という．海綿骨の表面をガラス軟骨でできる**関節軟骨**が覆っている．そこには軟骨膜はない．

B 骨の改築（ヒトの指関節，HE 染色）

　骨組織はできたあとも，たえず更新されており，**オステオン（ハバース系）の改築**という現象が起きている．そのためには，骨組織のなかに穴をほる必要があり，やはり破骨細胞が担当する．
　図 A の一部にみられた場面を拡大している．ここでは，5 個の破骨細胞が骨に空洞をつくっている．その近くでは，今度は骨芽細胞が集まって新しいオステオンをつくっている．近傍には血管がきている．

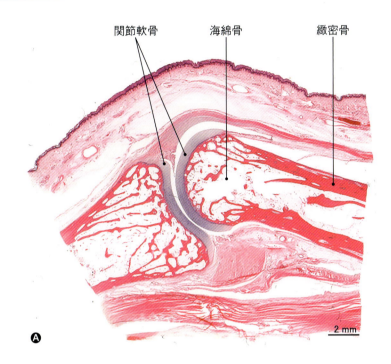

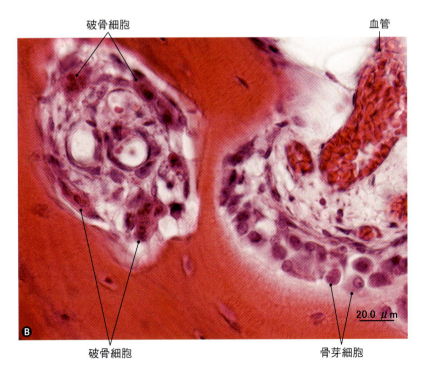

第6章 筋組織

　筋肉には，**平滑筋** smooth muscle と**横紋筋** striated muscle があり，後者はさらに**骨格筋** skeletal muscle と**心筋** cardiac muscle に分けられる．筋組織の最小の単位は**筋細胞** muscle cells であるが，筋細胞は糸のように細長いので，**筋線維** muscle fibers ともよばれる．

　筋細胞は収縮運動を目的として分化した細胞で，体の動きやあらゆる器官の運動を担っている．筋収縮の原動力は，筋細胞の細胞質を占める**ミオフィラメント** myofilaments である．ミオフィラメントは電顕でしかみえない細いフィラメントで，光顕でエオジン好性の線維状にみえるのは，それらが束にまとまった**筋原線維** myofibrils である．

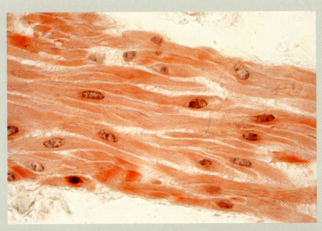

（ヒトの小腸の平滑筋，MG 染色）

1 筋組織 (1)

A 平滑筋の縦断（ウサギの小腸，HE 染色）

　平滑筋線維は細長い紡錘形で，両端部は細くなっている．それらの核は楕円形ないし棒状で，筋線維のほぼ中央に1個存在する．筋線維の細胞質には**筋原線維** myofibrils がぎっしりつまっており，細胞の長軸方向に走っている．筋原線維は，エオジンなどの酸性色素に好染する．

B 平滑筋の横断（ウサギの小腸，HE 染色）

　平滑筋の横断像をみると，核が線維の中央に位置していることがわかる．1本の筋線維に核は1個しかないので，横断面では核が出現する割合は少ない．
　断面像では，しばしば細胞の輪郭が規則的なとげ状にみえる．これは，固定時に筋線維全体が収縮したためにできた細胞膜のシワではあるが，細胞内構造によって生じる意味のある像である．

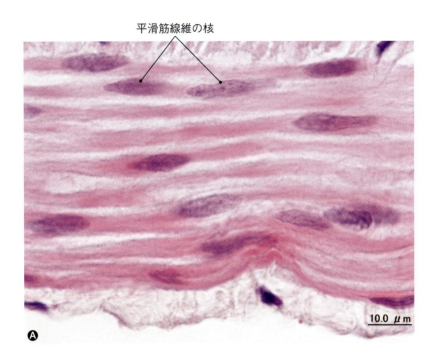

平滑筋線維の核

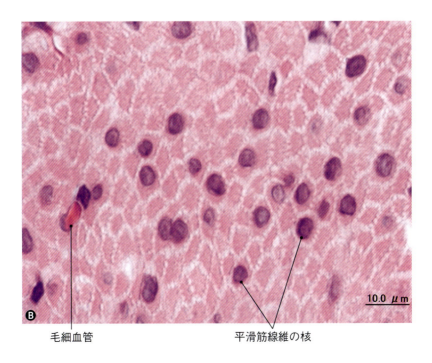

毛細血管　　平滑筋線維の核

84　総　論

2　筋組織 (2)

骨格筋の縦断（ヒト，HE染色）

　骨格筋の縦断では，規則的な横紋がみえる．明るくみえる帯状域がⅠ帯，暗い帯状域がA帯で，骨格筋ではⅠ帯とA帯が同じ位置に並ぶので，筋線維にきれいな横紋ができるわけである．Ⅰ帯の中央部にやや暗調なZ線（Z板）がみえる．2本のZ線の間を**筋節** myomere（sarcomere）とよび，筋原線維の1つの単位とみなす．

骨格筋の横断（ヒト，HE染色）

　骨格筋線維は大きな細胞で多核である．細胞が合体してできた，**合胞体** syncytium であるためである．多数の核が筋線維の辺縁部で細胞膜の内側に沿って並ぶのが特徴である．
　骨格筋線維は大きく2種類に分けられる．**赤筋線維**（遅筋，Ⅰ型）と**白筋線維**（速筋，Ⅱ型）である．前者は細く，後者は径が大きいことで区別されるが，それらの割合は筋の種類によってかなり異なる．また，両者の中間的な線維（Ⅱa型）も区別される．

（下図）赤筋線維と白筋線維を組織学的に明瞭に区別することができる．下の図は，乳酸のトランスポーター（MCT1）に対する抗体で染めた標本（マウスの骨格筋）で，濃く染まっている細い線維が赤筋，陰性の太い線維が白筋，弱く染まる線維が中間筋（Ⅱa型）である．3種類の筋線維はこのようにモザイク状に混じっているのが特徴である．

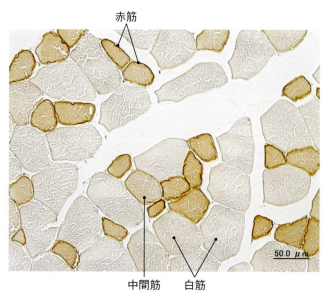

筋線維の核

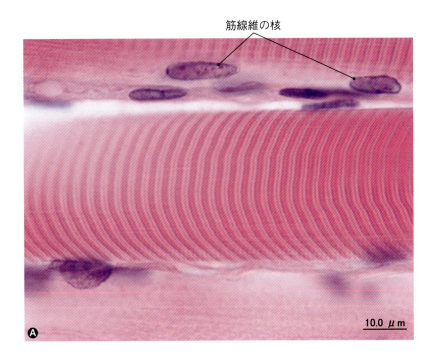

10.0 μm

Ⓐ

筋線維の核

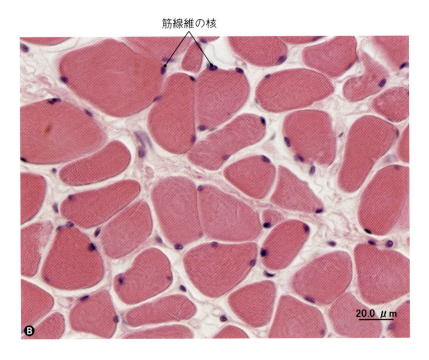

20.0 μm

Ⓑ

3 筋組織（3）

 筋腱接合部（ヒト，HE 染色）

骨格筋線維はその末端では腱と結合し，**筋腱接合部**をつくる．筋線維は急に細くなり，腱の密性結合組織のなかに入り込んでいる．腱のなかには，細長い核をもった線維芽細胞（**腱細胞**）が散在しており，筋線維と平行に並んでいる．

 筋紡錘（ヒト，HE 染色）

筋紡錘 muscle spindle は，筋の伸展の程度を脳に伝える感覚装置である．筋紡錘は骨格筋にのみ存在し，小さくて微妙な運動をする筋に多い．

骨格筋のなかに点在し，紡錘状の結合組織性の鞘のなかに特殊な筋線維が数本みられる．筋紡錘をつくる筋線維（**紡錘内線維** intrafusal fibers）は一般の筋線維よりもずっと細いのが特徴で，核が集まってふくらみをつくる**核の袋線維** nuclear bag fibers と，核が筋線維内に 1 列に並ぶ**核の鎖線維** nuclear chain fibers とからなる．また，一般の骨格筋線維と同じ形態（核が細胞膜直下に集まる）を示す筋線維を含むことはめずらしくない．

（下図）骨格筋に分布する運動神経は，その末端で筋側にも受け皿としての変化が生じ，全体として円盤状の**運動終板** motor endplate をつくる．これはマウスの眼筋で，神経線維を PGP9.5（神経特異タンパクの一種）に対する抗体を使って染めたものである．神経の末端は枝分かれをして，グローブ状に太くなる．

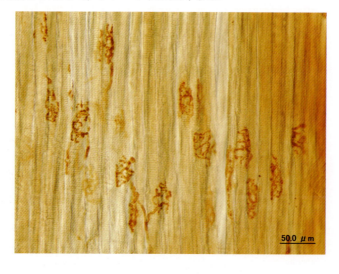

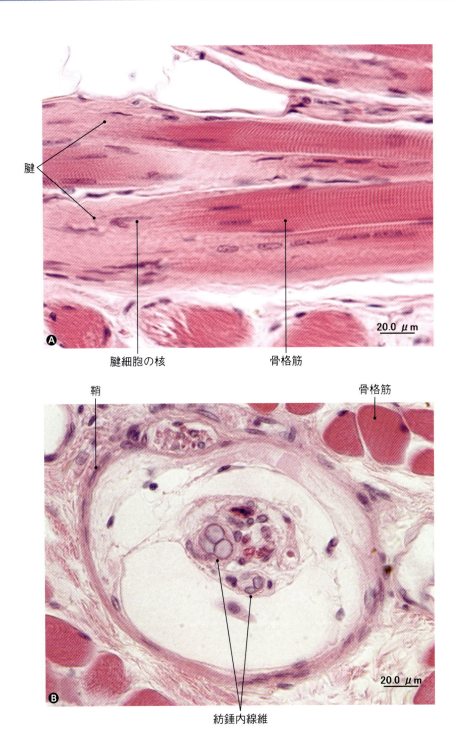

4 筋組織 (4)

  心筋の縦断（ヒト，HE 染色）

　心筋線維は骨格筋同様，横紋をもつが，骨格筋とはだいぶ様子が異なる．核は通常1個で，筋線維のほぼ中央に位置する．心筋細胞は頻繁に分枝し，その端で隣の心筋細胞と連結し，網状配列をとる．
　筋線維と筋線維の境界には階段状の横線（**介在板** intercalated disc）があり，通常の染色では濃く染まる．この線は，光を強く屈折する性質があるので，**光輝線**ともよばれる．

  心筋の横断（ヒト，HE 染色）

　心筋線維を横断してみると，核が中央に存在することが明らかである．また，筋線維のなかの筋原線維が集まって束をつくる場合が多く，横断像ではこれが斑紋としてみえ，**コーンハイム野** field of Cohnheim とよばれる．コーンハイム野は骨格筋でもみられるが，平滑筋ではみられない．

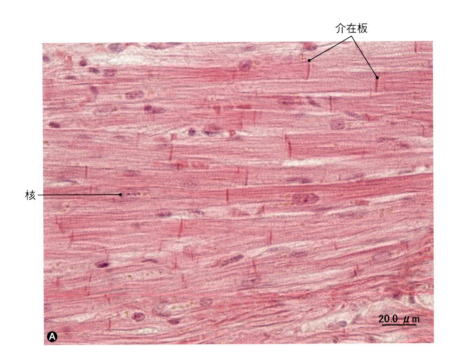

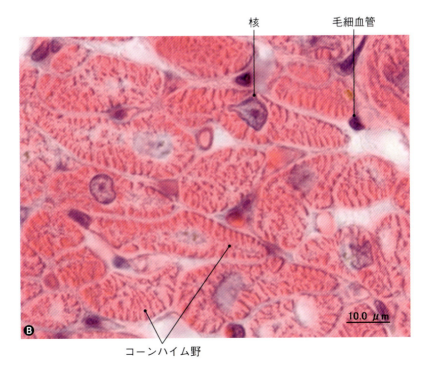

第7章 神経組織

　生体には，神経系 nervous system と内分泌系の二大調節機構がある．内分泌細胞がホルモンとよばれる信号物質を血流を介して運び，相手の細胞に情報を伝えるのに対し，神経細胞は細長い細胞質突起で相手の細胞に直接接し，神経伝達物質を与えることにより情報を伝達する．しかし，神経細胞が血液中に伝達物質を放出することもあり，神経系と内分泌系の境界は明瞭ではない．

　神経細胞 nerve cells は神経系の主役をなす細胞で，**ニューロン** neuron ともいう．生体では，ニューロンの線維状の突起が"体のすみずみまで"張り巡らされている．突起は機能上二方向性があり，入力を受けるための突起（細胞にとっては求心性）が**樹状突起** dendrites，情報をほかの細胞に伝えるための出力側の突起（細胞にとっては遠心性）を**軸索** axon というが，両者の区別は必ずしも単純ではない．神経組織は情報伝達にあずかるニューロンのほかに，それを補佐，支持する**神経膠細胞** glial cells によって構成される．

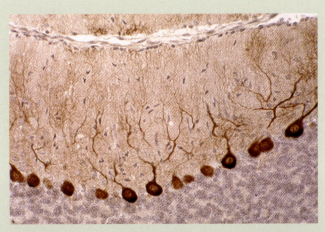

（ラット小脳のプルキンエ細胞，カルビンディンの免疫組織化学）

1 ニューロン (1)

A 多極神経細胞（ラットの大脳皮質，Golgi 鍍銀法）

突起（樹状突起と軸索）の数によって，ニューロンを単極性，双極性，多極性などのタイプに分ける．**多極神経細胞** multipolar nerve cells は，数本あるいは多数の突起をもつものである．しかし軸索は1本だけである．

Golgi 鍍銀法では無数にひしめきあうニューロンのごく一部のものが，しかもその突起の端々まで染め出される．なぜ特定の細胞だけが染まるのかは明らかでないが，そのおかげでわれわれはニューロンの丸ごとの姿を，まわりのニューロンの影に邪魔されずにみることができる．

図Aでは，4個のニューロンの細胞体がみえる．切片上には，これ以外のニューロン（細胞体が切片の外にある）の突起が含まれていることに注意する．

B 多極神経細胞（マウスの大脳皮質，Golgi 鍍銀法）

この錐体細胞では，樹状突起が数本伸びている．脳の表面に向かって垂直に伸びる突起が最も太く，**頂上（先端）樹状突起** apical dendrite という．それ以外に，水平方向および斜め下方に伸びる突起があり，**基底樹状突起** basal dendrites という．いずれも枝分かれをし，どんどん細くなることのほかに，突起の表面にとげ状の**棘突起（樹状突起棘）** dendritic spines が多数みられる．細胞体から下へ伸びる1本の突起だけこのとげをもたず，枝分かれをしない．これが**軸索** axon である．

小脳の**プルキンエ細胞**（右図：イヌの小脳，Golgi 鍍銀法）は，みごとな樹状突起をもつことで知られる．1〜2本の太い樹状突起が細胞体の上端から起こり，ある領域内で激しく枝分かれする．しかも平面的に広がるので，切片の方向がよければ，樹状突起のほぼ全体像を観察することができる．樹状突起の反対方向に，枝分かれをしない1本の軸索が伸びている．

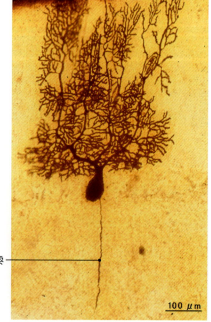

軸索

100 μm

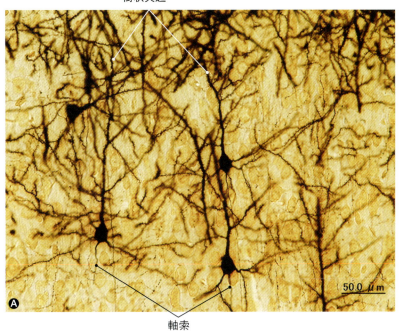

樹状突起

軸索

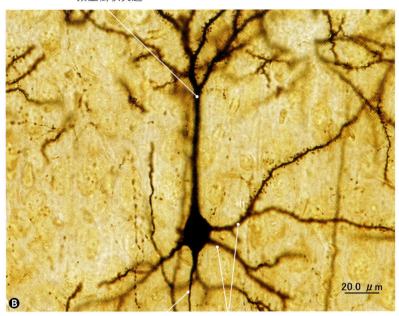

頂上樹状突起

軸索　基底樹状突起

2 ニューロン (2)

 ニッスル小体（ラットの脊髄，クレシル紫）

　神経細胞体は，核とこれを取り囲む**核周部** perikaryon とよばれる細胞質からなる．通常，細胞体のほぼ中央に大型円形の核が 1 個あり，顕著な核小体が認められる．

　細胞質には，クレシル紫などの塩基性色素で染まる粗大な斑点模様がみられ，**ニッスル小体** Nissl bodies あるいは**虎斑物質** tigroid substance とよばれる．核周部細胞質に発達する粗面小胞体が，細胞内線維により分断されて生じたものである．

 ニューロフィラメント（ラットの大脳皮質，NFP の免疫組織化学）

　ニューロンでは，突起を維持するために細胞内線維が発達する．主要なものは，**微小管** microtubules（神経細管 neurotubules ともいう）と**中間径フィラメント** intermediate filament である．後者は，**ニューロフィラメント** neurofilament（神経細糸ともいう）とよばれ，その構成タンパク質は neurofilament protein（NFP）である．

　図 B では，NFP 抗体によりニューロンがこげ茶色に染まっているが，頂上樹状突起が強く染まる傾向にある．

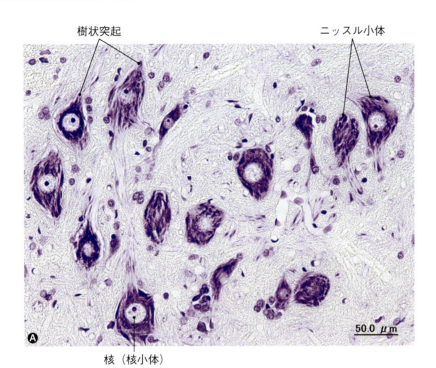

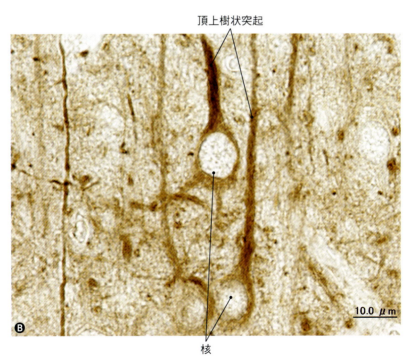

3 グリア (1)

星状膠細胞（ラットの大脳，Golgi 鍍銀法）

ニューロンの絶縁，栄養，支持を行う細胞が**神経膠細胞** glial cells（グリア細胞）である．中枢神経系では，3種類の神経膠細胞が区別される．

星状膠細胞（アストログリア）astrocytes は大型の神経膠細胞で，細く長い突起を無数に伸ばす細胞である．突起は直線的に放射状に伸びるのが特徴である．

2種類のタイプ（線維型と原形質型）に分けられていたが，存在する場所によって形を変えるのであり，本質的な違いはない．

星状膠細胞（マウスの大脳，GFAP の免疫組織化学）

星状膠細胞の細胞体や突起は中間径フィラメントにあたる**グリアフィラメント** glial filaments を豊富に含んでいる．その構成タンパク質は，**グリア線維性酸性タンパク質** glial fibrillary acidic protein（GFAP）で，これに対する抗体を用いて星状膠細胞を特異的に染めることができる．

この図のように，星状膠細胞は均等に分布することが多い．

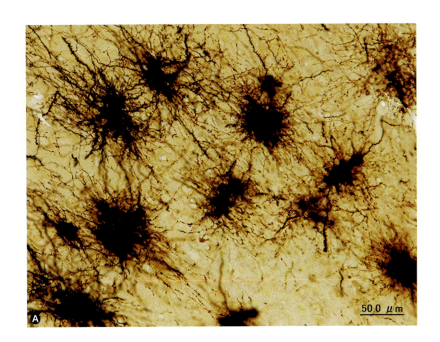

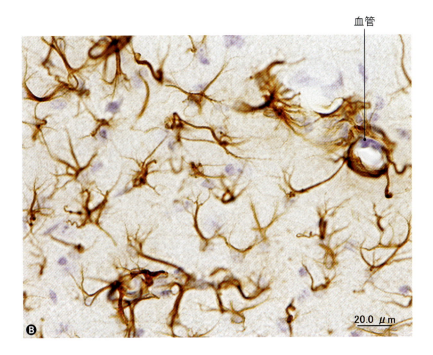

血管

4 グリア (2)

A 星状膠細胞（ラットの大脳髄質，Golgi 鍍銀法）

星状膠細胞の突起は一方で神経細胞体に付着し，他方で血管と密接な関係にある．この図（脳梁）は，血管と密接な関係にある場面を示している．

血管に達した突起の末端（終足 endfoot）は板状に広がり，全体として血管をシート状に包むので，**神経膠性血管周囲限界膜**という．

B 希突起膠細胞（ラットの大脳髄質，Golgi 鍍銀法）

希突起膠細胞（オリゴデンドログリア）oligodendroglia は，中枢神経系で**髄鞘** myelin sheath をつくる細胞である．細胞体は紡錘形ないし楕円形で外表面は平滑である．細胞質突起は星状膠細胞よりずっと少なく，枝分かれしながら不規則な走り方をする．髄質（白質）では，軸索が集まって走行する神経束のなかに数個が連なって出現する（束間細胞とよぶ）．

（下図）小膠細胞（サル，Hortega 鍍銀法）

小膠細胞（ミクログリア）は，小型の不規則なかたちをした細胞で，突起の伸び方に規則性はない．脳のマクロファージと考えてよい．

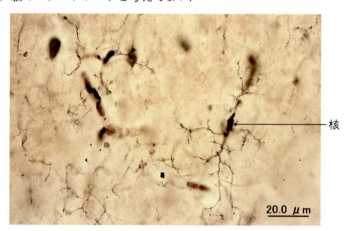

第 7 章 神経組織 99

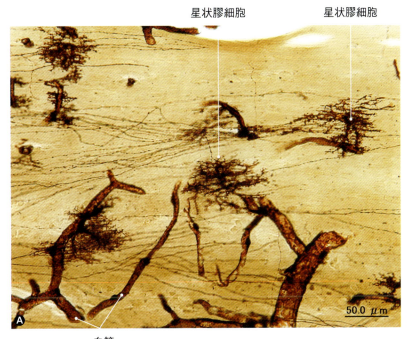

星状膠細胞　　　星状膠細胞

血管

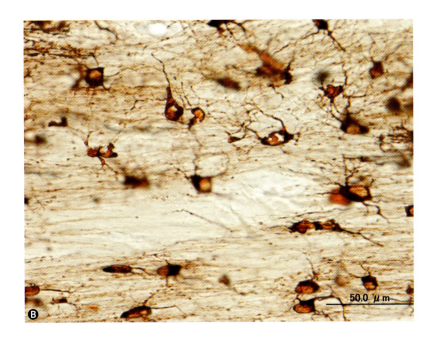

5 グリア (3)

A 上衣細胞（ヒトの脊髄，HE染色）

　広い意味で **上衣細胞** ependymal cells も神経膠細胞に入る．上衣細胞は脳室と脊髄中心管の内面を覆う細胞で，単層立方ないし単層円柱上皮をつくる．脳室側には線毛（繊毛）が生えており，これが運動することにより脳脊髄液に流れが生じる．

B 脈絡叢（ヒト，HE染色）

　上衣細胞がつくる特殊な組織として，**脳室脈絡叢** choroid plexus がある．脳脊髄液がここでつくられ，脳室内およびクモ膜下腔に分泌される．

　脈絡叢では，1層の上衣細胞が表面を覆い（この層を**脈絡上皮層**という），その深層には脳軟膜から続く結合組織がある．脈絡上皮層が脳室に向けて突出し，絨毛状の突起をつくる．その突起のなかには豊富な血管を含む結合組織が占めている．

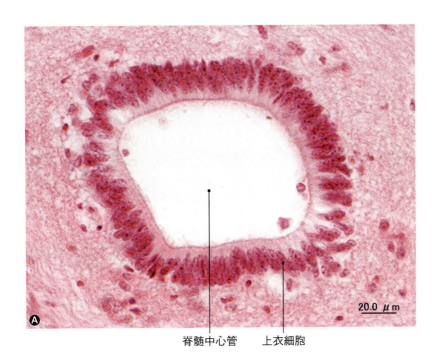

脊髄中心管　　上衣細胞

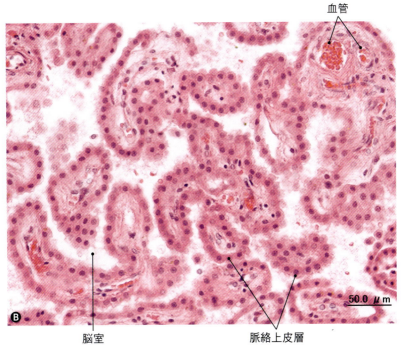

血管

脳室　　　　　　　脈絡上皮層

6 神経節

神経節（ヒトの三叉神経節，HE 染色）

末梢神経系で，神経細胞体がさまざまな程度に集まってできたものを，**神経節** ganglion という．図 A の三叉神経節では，偽単極性ニューロンの神経細胞体が集まっており，細胞体から伸びる突起をみる確率は低い．ヒトでは，加齢に伴い**リポフスチン**（消耗性色素）lipofuscin が増える傾向にある．細胞質中に粒状にみえ，ヘマトキシリンで青紫色に染まるものはニッスル小体である．

細胞体は末梢のグリア成分である**衛星細胞** satellite cells によって囲まれている．

神経節の衛星細胞（ヒト胎児の自律神経節，S100 タンパク質の免疫組織化学）

末梢神経系では，神経膠細胞に匹敵するものとして，神経節の衛星細胞と神経線維に付随する**シュワン細胞** Schwann cells がある．

グリア特異タンパク質である S100 タンパク質に対する抗体で染色すると，神経節では神経細胞体を 1 個ずつ取り囲み絶縁する衛星細胞が，神経線維束ではシュワン細胞が茶色に染まる．

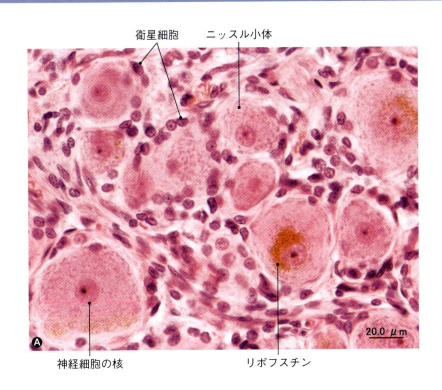

A 衛星細胞　ニッスル小体／神経細胞の核／リポフスチン

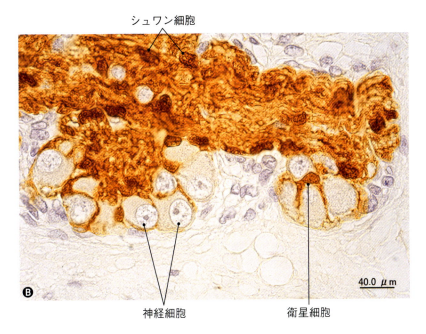

B シュワン細胞／神経細胞／衛星細胞

7 神経線維（1）

A 髄鞘（カエルの坐骨神経，オスミウム固定）

　運動ニューロンと多くの知覚ニューロンの軸索は2種類の鞘に包まれている．軸索のまわりを円筒形に取り囲む**髄鞘**（または**ミエリン鞘**）myelin sheath と膜状の**シュワン鞘** Schwann sheath である．

　髄鞘は脂質を多量に含むため，オスミウム酸で固定すると黒くなる．髄鞘には一定の間隔で途切れる節目があり，**ランヴィエの絞輪** Ranvier node といい，ここで軸索が露出している．

　髄鞘は，標本作製中に軸索の方へ落ち込むことがあり，ランヴィエの絞輪の近くでよく起こる．

B シュミット・ランターマン切痕（カエルの坐骨神経，オスミウム固定）

　髄鞘には，**シュミット・ランターマン切痕** incisure of Schmidt-Lanterman とよばれる切れ込みが輪状（正確には漏斗状）に走る．軸索の縦断像としてとらえると，この切痕は斜めの方向に走り，両側に対になって現れる．切痕の向きと間隔には規則性はないようである．

　A, Bの標本は，新鮮な神経を針で軽くほぐしてからオスミウム酸につけ，丸ごと標本にしたものである．

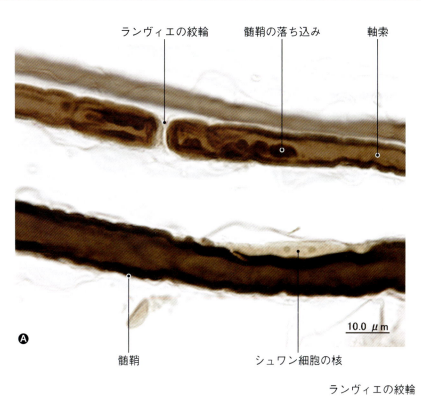

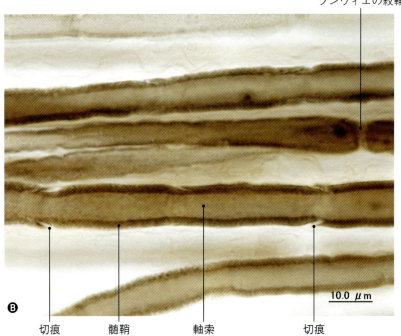

8 神経線維 (2)

A 髄鞘とシュワン細胞（ラットの坐骨神経，オスミウム固定＋ヘマトキシリン）

ここにみられるほとんどの神経線維は，髄鞘をもつ有髄神経線維である．オスミウムで黒く染まった髄鞘はときに歪んでみえるが，これは固定による人工的な変形であり，生体ではほぼ円筒形である．髄鞘の径，すなわち神経線維の太さはまちまちであることがわかる．

髄鞘に寄り添ってみえる明調の核はシュワン細胞の核である．髄鞘から離れて濃染する核は，線維芽細胞か内皮細胞の核である．

B シュワン細胞（ラットの坐骨神経，S100タンパク質の免疫組織化学）

神経線維の外側は，シュワン細胞とその膜状の細胞質で覆われており，合わせて**シュワン鞘**という．

図Bは，グリア成分に特異的なS100タンパク質に対する抗体でシュワン鞘を染めたもので，シュワン鞘と髄鞘，軸索との関係がよくわかる．シュワン鞘は一様の厚さではなく，厚い部分と薄い部分が交互になっている．

この標本では，軸索は明るく抜けてみえる．髄鞘の部分も主成分の脂質が標本作製中に溶出しており，かすかにすじばったものがみえる程度である．

第7章　神経組織　107

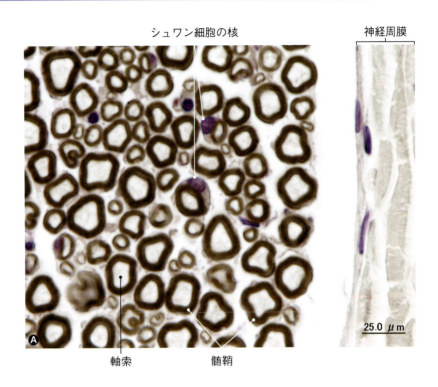

シュワン細胞の核　　　　　　　　　　　　神経周膜

25.0 μm

軸索　　　髄鞘

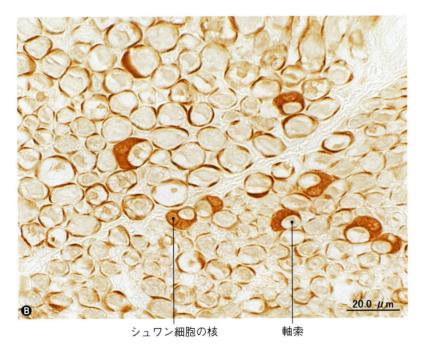

20.0 μm

シュワン細胞の核　　軸索

9 神経線維（3）

神経周膜（ヒトの皮下組織，HE染色）

神経線維の束を結合組織性の丈夫な膜が包み，**神経周膜** perineurium とよばれる．神経周膜は膠原線維と線維芽細胞からなる．保護作用だけではなく，周囲の組織との間にバリアを構築したり，脳脊髄液を通す「土管」の役割をもっている．

神経線維のなかに含まれる核の多くはシュワン細胞の核である．

神経内膜（ヒトの皮下組織，HE染色）

神経線維束の一部を拡大したものである．軸索は赤く，そのまわりの髄鞘は白く抜けてみえる．有髄神経の間を埋めるエオジンで染まった構造物が**神経内膜** endoneurium である．神経内膜は膠原線維を含む繊細な結合組織で，「膜」というより，隙間を埋めているというのが実態に合っている．

（下図）軸索をNFPに対する抗体で茶色に，膠原線維をライトグリーンで緑色に染めてある．神経内膜がわかりやすい標本である．

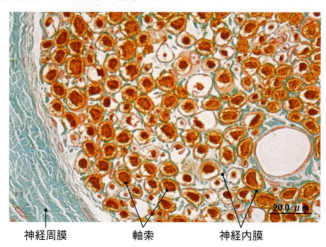

神経周膜　　軸索　　神経内膜

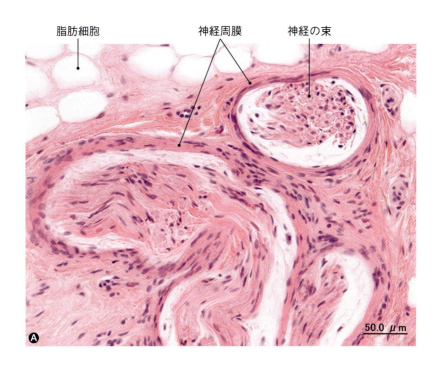

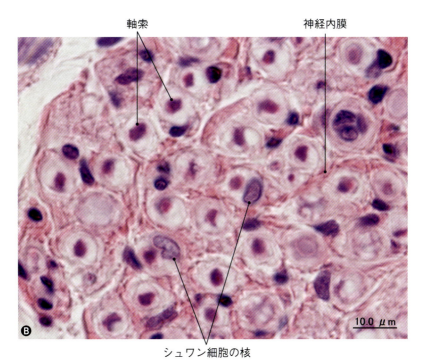

10 神経線維（4）

 自由神経終末（イヌの尿道，CGRP の免疫組織化学）

　神経の終末部は，さまざまな形態をとる．骨格筋に終わる運動終板がある一方で，自律神経のように終末部がはっきりしない場合もある．
　図 A では，尿道の上皮内での神経の走行を示している．これらの神経は知覚神経であり，知覚ニューロンのマーカーである CGRP（calcitonin gene-related peptide）に対する抗体で尿道上皮を丸ごと染色した．
　神経の分岐および終末形態がよくわかる．神経終末は特別な構造を示すわけではなく，自然と途切れており，**自由神経終末** free nerve endings に分類される．

 知覚装置—マイスネル小体（ヒトの皮膚，鍍銀法）

　知覚神経の末端（樹状突起の先端）が感覚受容に都合がよいように特殊な装置を形成する場合がある．その多くは機械的な受容装置をつくる．
　このマイスネル小体では，有髄神経が髄鞘を脱いでまゆ玉状の細胞集塊のなかに進入し，複雑な走行を示す．

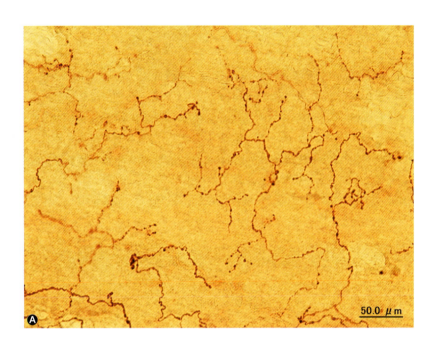

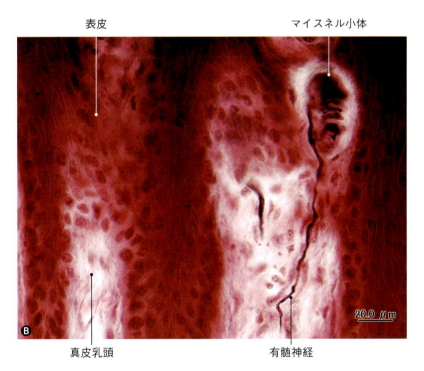

11 髄　膜

髄膜（ヒトの脊髄，HE 染色）

　脳と脊髄の外表面は3枚の膜で覆われており，**髄膜** meninges と総称する．内側から順に **軟膜** pia mater，**クモ膜** arachnoid mater，**硬膜** dura mater である．

　硬膜はきわめて厚く，緻密な結合組織でできている．生体では硬膜とその下のクモ膜は密着しているが，この標本では両者の間に隙間（潜在的な空間）ができている．

　クモ膜は細胞成分がやや多い結合組織性の膜で，3枚の膜では最も薄い．クモ膜と軟膜の間のスペースを**クモ膜下腔** subarachnoid space とよび，ここには神経や血管が多数走っている．また，ここを脳脊髄液が流れている．

　軟膜は，脳と脊髄の表面を覆う線維性結合組織の層で，血管に富む．標本をつくる過程で，脊髄の実質との間に人工的なスペースが生じている．

クモ膜と軟膜（ヒトの脊髄，HE 染色）

　クモ膜の外表面を内皮様細胞（クモ膜バリア細胞）が覆っている．軟膜の膠原線維は2層に分かれ，直交するように走行している．

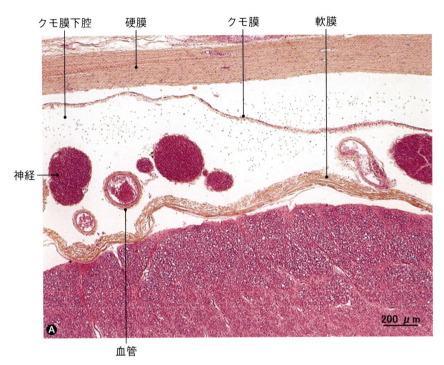

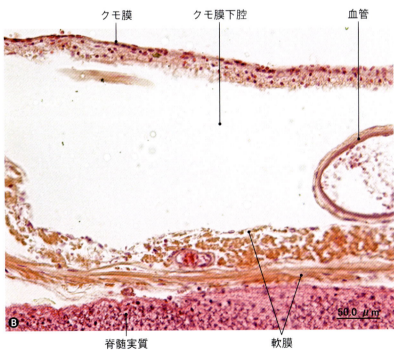

各論

第8章 血液と骨髄

　血球は赤血球 red blood cells, erythrocytes と白血球 white blood cells, leucocytes に分けられる．赤血球は，塗抹標本では直径約 7.5 μm（生体では約 8.5 μm）の無核の細胞で，中央部がへこんだ円板の形をしている．白血球は赤血球よりも大きく（10〜20 μm），すべて核をもつ細胞である．多数の特殊顆粒を含む白血球は果粒白血球（または果粒球）granulocytes とよばれ，果粒の染色性に応じて，好中球 neutrophil，好酸球 eosinophil，好塩基球 basophil に分けられる．3種類の果粒白血球のなかでは好中球がはるかに出現頻度が高く，好塩基球が最も低い．白血球には，このほかリンパ球 lymphocytes と単球 monocytes がある．

　血液や骨髄の塗抹標本 smear preparation は，通常 May-Grünwald（エオジン，メチレンブルーを含む）と Giemsa の液（メチレンブルー，アズール，エオジンを含む）で染色する．

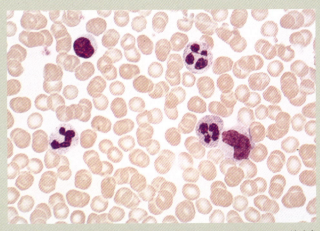

（ヒトの血液，塗抹標本，May-Grünwald-Giemsa 染色）

1 血液塗抹標本（1）

A 好中球（ヒト，May-Grünwald-Giemsa 染色）

　好中球（中性好性白血球）neutrophils の果粒は小さく，酸性，塩基性のいずれの色素にも染まりにくく，弱い桃色ないし紫色を帯びている．赤紫色に染まる果粒は特殊果粒に混じる**アズール（好性）果粒** azurophilic granules であり，こちらのほうがはっきりみえる．
　好中球の特徴は，くびれて細くなった核をもつことである．1か所以上くびれて糸のように細くなった部分があるときは **分葉核好中球** segmented neutrophils，くびれた部分が1つもないときは**杆状核好中球** band cells, stab cells という．

B リンパ球（ヒト，May-Grünwald-Giemsa 染色）

　リンパ球 lymphocytes は白血球のなかでは最も小さい．核は円形のものが多いが，しばしば小さいへこみが認められる．リンパ球は幼若なものほど大きい傾向にあり，大きさにより大・中・小リンパ球に分けることがある．しかし，細胞の大きさよりも，細胞質の広さで分類したほうがよいとされている．
　リンパ球の細胞質は多量のリボゾームを含むため塩基性色素で染まり，青みを帯びる．アズール色素で赤紫色に染まるアズール果粒がしばしば細胞質中に出現するが，大きいリンパ球に頻繁にみられる．これらは，幼若リンパ球というより，NK 細胞など特殊なリンパ球と考えられる．

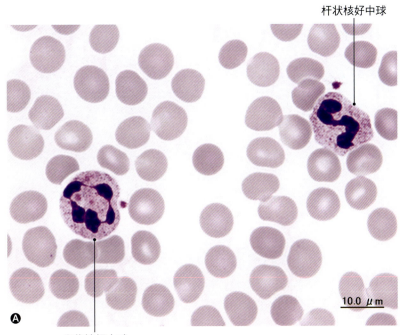

Ⓐ 分葉核好中球 / 杆状核好中球

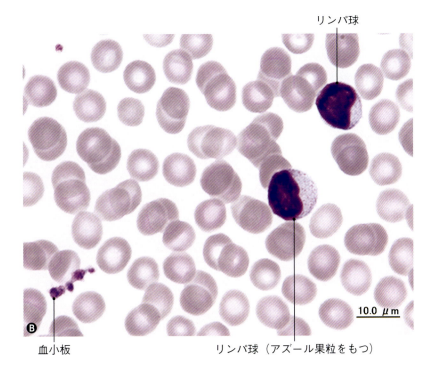

Ⓑ 血小板 / リンパ球（アズール果粒をもつ）/ リンパ球

2 血液塗抹標本（2）

A 単球（ヒト）

単球 monocytes は大型の（直径 15 〜 20 μm）の白血球で，細胞質は比較的豊かである．リンパ球との違いは，細胞が大きいこと，核が深くくぼんでいることで，核の形はハート形，腎臓形，馬蹄形の場合が多い．核の染色性は，リンパ球のものより明るい．

B 好酸球（ヒト）

好酸球（酸好性白血球）eosinophils はハの字形をした二分葉核をもち，細胞質中にエオジンで橙赤色から桃色に染まった均一な大きさの果粒（好中球の果粒より大きくはっきりしている）を充満させている．果粒が核の上にはのらず，核がはっきりみえることも特徴の 1 つである．

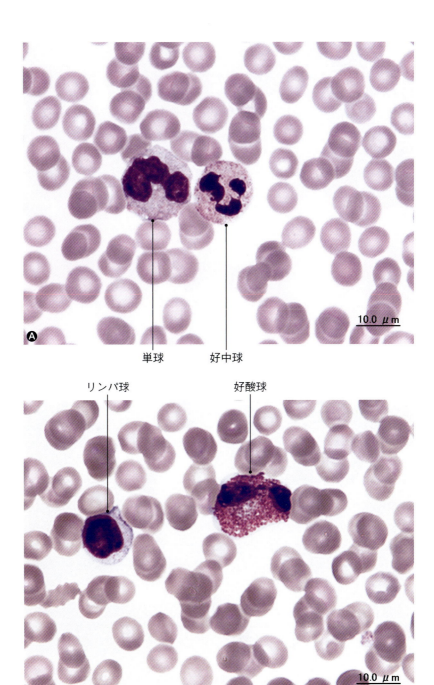

3 血液塗抹標本 (3)

好塩基球（ヒト）

好塩基球（塩基好性白血球）basophils は細胞質にメチレンブルーで濃青色から青紫色に染まる，大きさがふぞろいの果粒をもっている．核は 2～3 個に分葉することが多い．果粒が核の上にのっており，核の形が不明瞭である点も好酸球と異なっている．白血球のなかでは数が最も少ないので，探すのに苦労するかもしれない．

塗抹標本は 通常はオイルをつけて 100 倍の対物レンズで観察するが，血球を探すときは 20 倍か 40 倍の対物レンズで探すと，より広い範囲を見渡せるので，好塩基球がみつかる可能性は高くなる．

果粒白血球のペルオキシダーゼ（ヒト）

白血球の識別に特殊染色として**ペルオキシダーゼ反応**がよく用いられる．好中球と好酸球は強い陽性反応（褐色）を示すが，好塩基球と単球は弱陽性で，リンパ球は陰性である．

ペルオキシダーゼは，水解小体（ライソゾーム）に含まれる酵素の 1 つである．好中球では水解小体が変化したものとされるアズール果粒（一次果粒ともいう）に存在し，食べ込んだ異物や病原体の消化に役立つ．ペルオキシダーゼ反応は白血球の分類，特に白血病の病型診断に欠くことのできない染色法である．

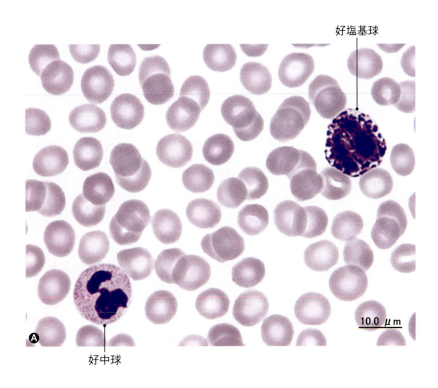

好塩基球

好中球

10.0 μm

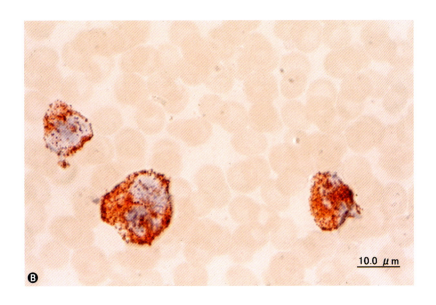

10.0 μm

4 血液塗抹標本（4）

 巨核球と血小板（ヒトの骨髄塗抹標本，May-Grünwald-Giemsa 染色）

　巨核球 megakaryocytes は巨大な細胞で，骨髄に存在する．細胞質は未熟なときには好塩基性を示すが，アズール果粒が出現すると青みがとれてくる．この細胞の細胞質がちぎれて，細かくなったものが血小板 platelets である（下図）．

 網状赤血球（ヒトの末梢血の塗抹標本，brilliant cresyl blue 染色）

　網状赤血球（網状球）reticulocytes は幼若な赤血球で，前駆細胞である正染性赤芽球が脱核を起こした直後のものをさす．この赤血球は成熟した赤血球よりも大型である．正常人の末梢血では全赤血球の 5～10％ を占めるが，貧血状態のときは増加する．細胞質にリボゾームや小胞体など細胞小器官をある程度残しており，brillian cresyl blue や new methylene blue などで生体染色（細胞が生きた状態で染めること）すると，それらが網状ないし果粒状に染まってくる．

（下図）ヒトの末梢血の塗抹標本
　血小板の集積した場面を示している．

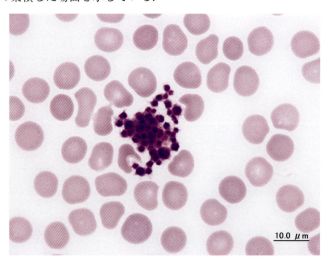

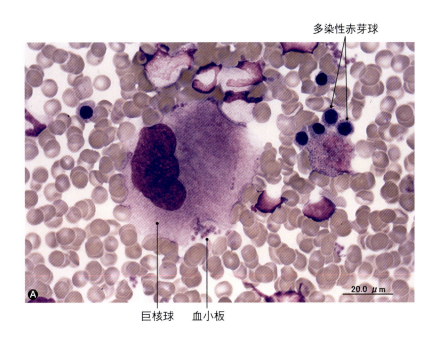

巨核球　血小板

多染性赤芽球

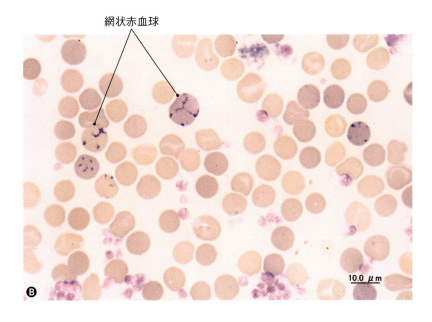

網状赤血球

5 骨髄

 骨髄（ラットの骨髄，HE染色）

骨髄 bone marrow は最も重要な造血器官で，骨のなか（骨髄腔と海綿質腔）を満たす軟らかい組織である．活発な造血機能をもつ**赤色骨髄** red pulp と脂肪組織で置き換わった**黄色骨髄** yellow pulp に分けられる．

赤色骨髄を観察する際に，**洞様血管** sinusoids（**洞** sinuses ともいう）を識別することが重要である．洞様血管以外の細胞が詰まった部分を**髄索**（骨髄支質）という．髄索は一種の細網組織であり，細網細胞と細網線維の網工で骨組みができており，網の目に種々の段階の造血細胞がつまっている．ひときわ大きい細胞は巨核球である．各成熟段階の造血細胞の同定は切片上では難しく，通常は骨髄の塗抹標本で行われる．

洞様血管は，扁平な核をもつ内皮細胞だけからなっている．この内皮細胞は成熟した血球だけを通過させるバリア機能をもっている．洞様血管は空虚であるときはわかるが，そうでないときは赤血球が集まっていることで識別できる（下図）．

（下図）サルの骨髄（HE染色）

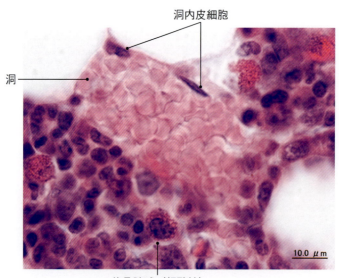

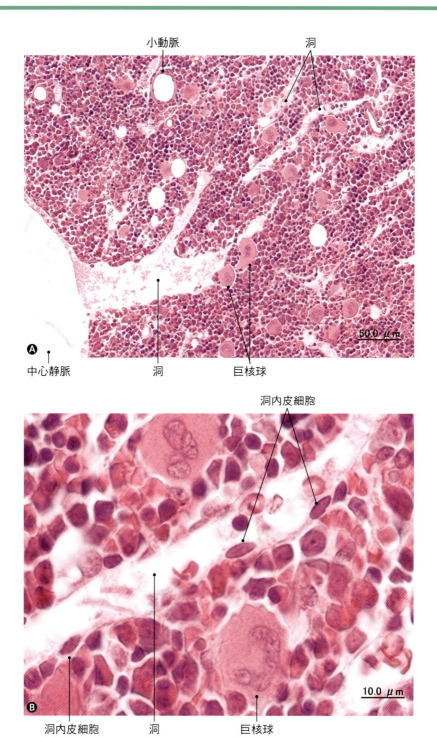

第 9 章 循環器

　体内の液体成分である血液とリンパの輸送を担っているのが循環器である．血液を送り出すポンプである**心臓** heart と，ホースにあたる**動脈** arteries，**毛細血管** capillaries，**静脈** veins および**リンパ管** lymphatic vessels からなる．動静脈を構成する細胞のなかで主体をなすものは平滑筋線維である．血管の平滑筋には輪走筋と縦走筋があり，前者は血管壁の一定の層に集まり，中膜を形成する．輪走筋は内圧の変化に対応するのに適しており，動脈の平滑筋線維はほとんどが輪走している．静脈では，しばしば外膜に縦走筋が発達しており，血管の種類（位置）により輪走筋と縦走筋の分布や比率が大きく異なる．毛細血管には平滑筋がなく，血液と組織の間の物質交換など，毛細血管の重要な役割は**内皮細胞** endothelial cells が担っている．

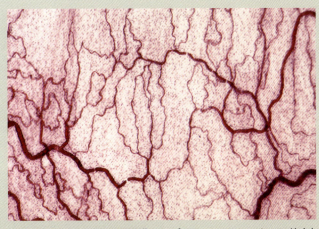

（ウサギの腸間膜，レゾルシンフクシンと HE 染色）

1 動脈

 弾性型動脈（ヒトの動脈，レゾルシンフクシン染色）

　動脈は内側から，**内膜** tunica interna，**中膜** tunica media，**外膜** tunica externa に分けられる．中膜が機能的にも形態学的にも動脈の主要な部分を占める．太い動脈では，血圧の激しい変化に耐えられるように，中膜に**弾性板**が豊富に存在しており，**弾性型動脈** elastic artery に分類される．一方，心臓から離れた動脈では，中膜は主として平滑筋線維からなり，**筋型動脈** muscular artery とよばれる．

　内膜は単層の扁平上皮である**内皮** endothelium とその下層の薄い結合組織でできている．弾性型動脈の場合，内膜に縦走平滑筋があるため内膜と中膜の境界がはっきりしないが，厚い弾性板が出現するところから中膜とみなしてよい（135 ページ参照）．中膜では厚い弾性板と平滑筋が交互に配列している．外膜では平滑筋がなくなり，膠原線維主体の層になるが，弾性線維をある程度含んでいる．

 筋型動脈（ヒトの大腿動脈，レゾルシンフクシン染色）

　筋型動脈では，内膜と中膜の境界に非常に厚く波を打って走る**内弾性膜** membrane elastic interna が存在しており，これより内側が内膜である．

　中膜は輪走する平滑筋線維が主要な構成要素で（下図），ほかに膠原線維と微細な弾性線維を少量含んでいる．中膜の最外層にもやや厚い弾性板（**外弾性膜** membrane elastic externa）があるが，目立たないことも多い．外膜は主として膠原線維からなり，筋型の動脈でもこの図のように太いものでは，外膜に弾性板や弾性線維が豊富に存在する．

（下図）筋型動脈（サル，大腿動脈，レゾルシンフクシンとケルンエヒトロート核染）

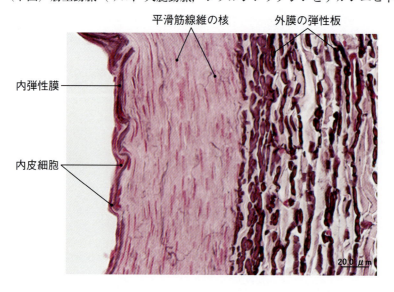

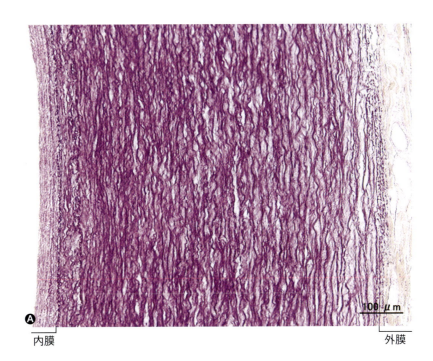

Ⓐ　内膜　　　　　　　　　　　　　　　　　　　　　外膜

内弾性膜

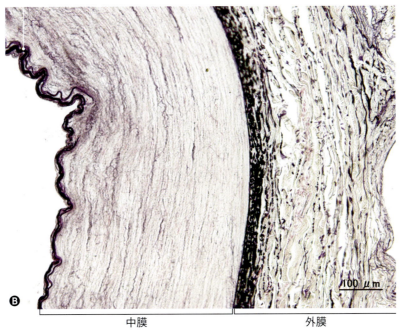

Ⓑ　　　中膜　　　　　　外膜

2 小動脈

A 小動脈（イヌの脳底，AF-MG染色）

　小動脈でも，内膜，中膜，外膜の区別は，はっきりしている．内膜は内皮だけからなり，内皮細胞は直接内弾性膜に接する．中膜では輪走する平滑筋がきれいに並んでおり，図Aの小動脈では1〜2層に配列している．個々の平滑筋線維を取り囲む紫色の縁どりは，微細な弾性線維が筋細胞を包んでいるためである．中膜の外には薄緑色に染まる膠原線維と線維芽細胞からなる薄い外膜がある．

B 小動脈とほかの脈管（ヒトの膵臓，HE染色）

　脈管をみたら，それが動脈か，静脈かまたはリンパ管かを区別しなければならない．壁が厚いのが動脈，薄いほうが静脈である．血管の断面をみると，動脈は円形に近いが，静脈はいびつになっていることが多い．血管の内腔は静脈のほうが広い．また，リンパ管はさらに薄くいびつである．

第 9 章　循環器　133

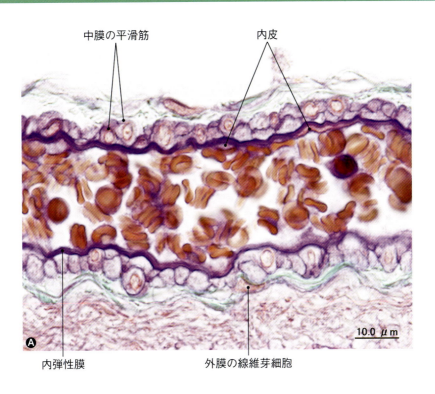

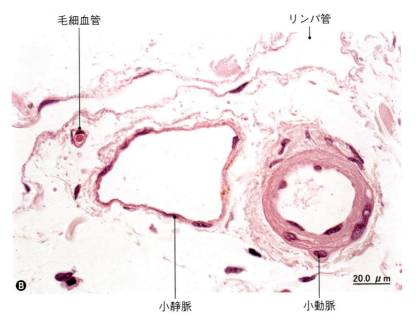

3 内皮

 弾性型動脈の内膜（サルの大動脈，AF-MG 染色）

　内皮細胞は扁平な細胞質をもつが，ところによっては丸みを帯びた細胞としてみえる．内皮細胞の形は血管の収縮状態とも強く関係する．内皮細胞の下には，長軸に沿って縦に走る平滑筋線維が数層にわたって存在し，この標本では横断されている．この縦走筋層と内皮を含めたものが**内膜**になる．中膜になると，厚い弾性板が出現し，輪走する平滑筋線維と交互に配列する．

 毛細血管（ヒトの骨格筋，HE 染色）

　毛細血管は平滑筋を欠く血管で，太さは 5〜10 μm，普通は 7 μm 程度である（1 個の赤血球がやっと通れる広さ）．横断切片では内皮細胞とそのリング状の薄い細胞質だけからなっている．

　毛細血管には，広い管腔をもち，径が 30〜50 μm に達するものがある．**洞様毛細血管** sinusoidal capillaries とよばれるこの種の血管は，内分泌腺，心筋，肝臓，骨髄などでみられる．ここでは血液はゆっくり流れるため，物質交換や細胞の出入りには都合がよい．

（下図）周皮細胞（ヒトの心臓，鍍銀染色）

　毛細血管では，内皮細胞の外側を**周皮細胞** pericytes がとり巻いている．周皮細胞は細長い突起を血管に沿って伸ばし，その突起から肋骨状の二次突起が出て血管を囲んでいる．（ベルン大学から提供された標本）

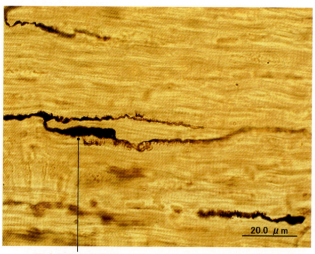

周皮細胞の細胞体

第9章 循環器

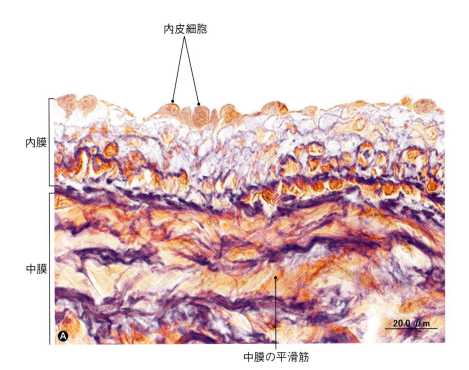

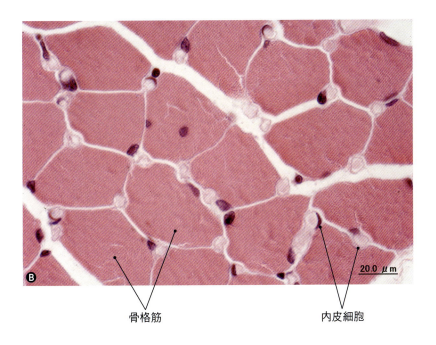

4 静 脈

A 下大静脈（ヒト，HE染色）

　静脈の壁も内膜，中膜，外膜の3層に分けられるが，中膜を構成する輪走筋の発達がわるいので，動脈に比べると境界がはっきりしない．また，境界の目安となる内外の弾性膜が存在しない．この下大静脈は輪走平滑筋が特に貧弱である．しかし，外膜の縦走平滑筋は非常に厚い．

B 大腿静脈（ヒト，HE染色）

　大腿静脈の中膜は厚いが，平滑筋線維は緩やかに配列し，その間には結合組織がかなり入り込んでいる．外膜には縦走あるいは斜走する平滑筋が少量認められる．
　下半身の静脈では，起立時の血液の静水圧に対抗するために，中膜の平滑筋がこのように厚いが，頭頚部・体幹上半部の静脈では，中膜の平滑筋はきわめて少ない．

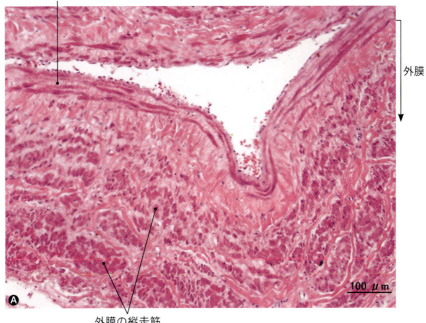

A 中膜（輪走平滑筋）
外膜
外膜の縦走筋

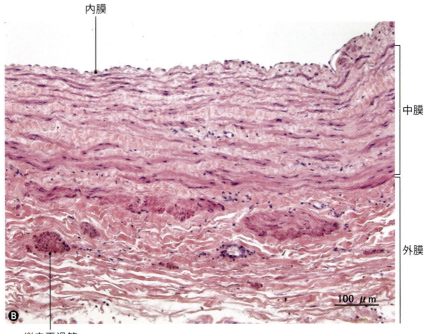

B 内膜
中膜
外膜
縦走平滑筋

138　各論

5　動静脈吻合とリンパ管

動静脈吻合（ヒトの指腹，HE染色）

動脈と静脈の間に**動静脈吻合** arteriovenous anastomosis とよばれる，毛細血管を介さない短絡路が存在することがある．典型的なものは，手足の指先にみられる**ホイヤー・グローサー器官** Hoyer-Grosser organ で，動脈と静脈がからまって糸球状になったものである．吻合部の血管に特徴があり，縦走筋が発達するため壁が厚くなるとともに，血管内腔が著しく狭くなっている．吻合部の筋線維は紡錘形ではなく丸い形をして上皮のように配列するため，**上皮様細胞** epitheloid cells とよばれる．

リンパ管（サルの空腸，HE染色）

リンパ管 lymphatic vessels は，その末端部で組織液を収容し，**リンパ** lymph として静脈に送り届ける管である．末端部でリンパ管は突然始まり，次第に合流していく．集合リンパ管になるまでは，内皮だけからなる．

最もわかりやすいリンパ管は，小腸の絨毛先端に始まる**中心リンパ管** central lacteal（中心乳糜腔ともいう）である．このリンパ管は，小腸上皮を介して取り込まれた脂肪球を運び去るという特別の任務をもっている．

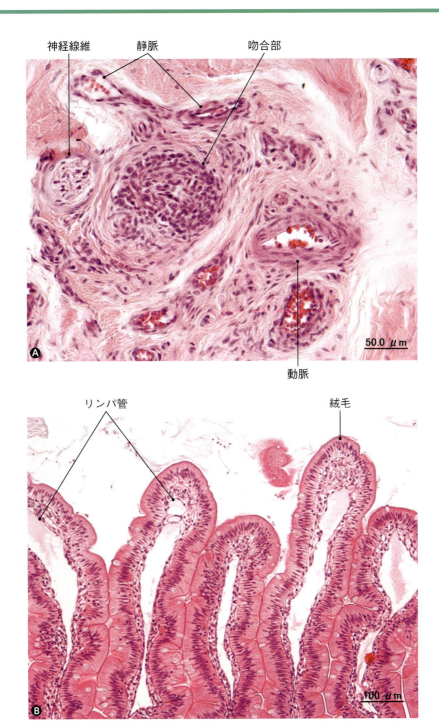

6 心　臓 (1)

A　洞房結節（ウシ，HE 染色）

　刺激伝導系のなかで，結節をつくる心筋線維は線維が細いことと，明るくみえることで，普通の心筋線維と区別される（下図）．明るくみえるのは，通常の心筋線維よりも筋原線維が少ないためである．また，心筋線維の間は結合組織が多い．そのなかには，神経要素もしばしばみられる．

B　房室結節（ヤギ，HE 染色）

　房室結節の筋線維も通常の心筋線維に比べてかなり細く，複雑に枝分かれして網状の構造をつくっている．明るくみえることと，核が集まっていることで通常の心筋組織から区別される．

（下図）ヤギの房室結節（MG 染色）

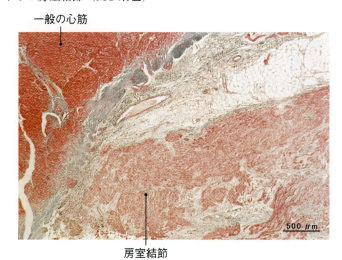

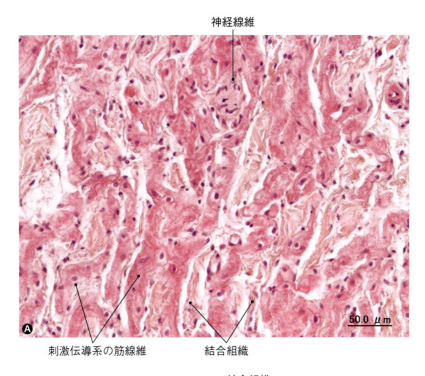

A 神経線維 / 刺激伝導系の筋線維 / 結合組織

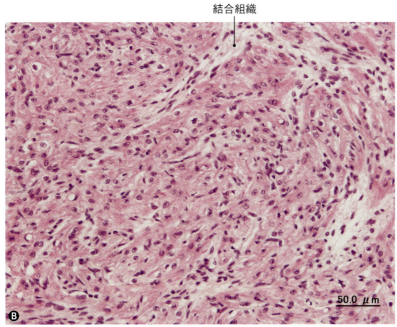

B 結合組織

7 心　臓 (2)

A　プルキンエ線維（ヒト，HE 染色）

　ヒス束は心室中隔にまたがるように左右の両脚に分かれ，その後枝分かれをして心室の心内膜下で網状に広がる**プルキンエ線維** Purkinje fibers になる（下図）．プルキンエ線維は一般の心筋線維よりも太く，筋原線維が少ない（明調にみえる）．通常の心筋線維と比べると膨化したような印象を受ける．

B　プルキンエ線維（ヒツジ，PAS 染色とヘマトキシリン核染）

　偶蹄類（ヒツジやウシなど）では，プルキンエ線維は著しく太く，40 〜 100 μm にも達する．核は丸く，明瞭な核小体をもっている．明るく豊富な細胞質には多量のグリコゲンを含むので，PAS 染色をするとプルキンエ線維を選択的に強く染めることができる．この図は，心筋層に深く進入しているプルキンエ線維を示している．

（下図）イヌの左脚から左心室へ広がるプルキンエ線維（心臓丸ごとの PAS 染色）

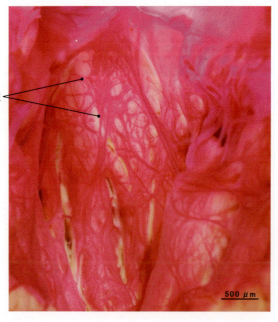

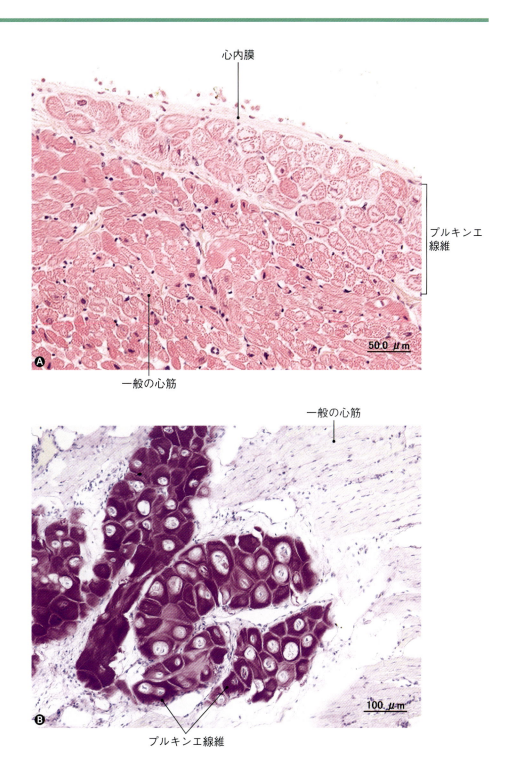

8 心 臓 (3)

A 心臓の弁（サルの三尖弁）

　心臓の弁 cardiac valves は心内膜のヒダであり，芯の部分には密な結合組織が入り込んでいる．図 A は下図の一部拡大である．弁の心室側は膠原線維が主体を占める**緻密層**で，反対側は主に線維芽細胞からなる**海綿層**である．弁の先端約 1/3 では全層が緻密層で占められる．

B 内分泌器官としての心房筋（マウス，ANP の免疫組織化学）

　心房筋には内分泌果粒に似た，いわゆる**特殊果粒** specific granules が存在することが古くから知られていた．この果粒のなかには利尿ホルモンが含まれ，**心房性ナトリウム利尿ペプチド** atrial natriuretic peptide (ANP) とよばれる．これは，心房筋の伸展などの刺激に応じて分泌され，間質の毛細血管に入って全身（主な標的は腎臓）に運ばれるホルモンである．

　免疫組織化学により ANP を染色すると，この図のように心房筋の核の両側に褐色に染まる果粒をみることができる．

（下図）サルの房室弁（三尖弁，HE 染色）

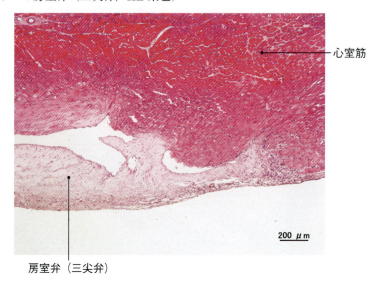

心室筋

房室弁（三尖弁）

第 9 章　循環器　145

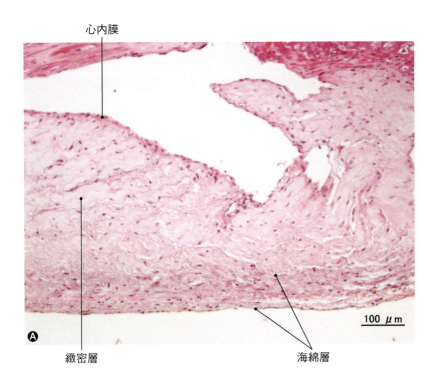

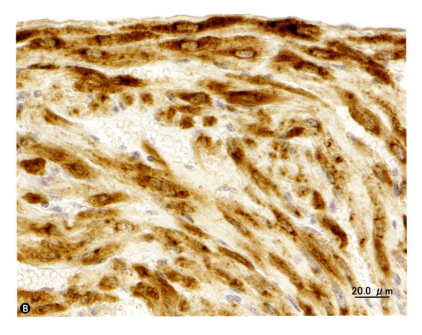

第10章 リンパ性器官

　リンパ性組織 lymphatic（lymphoid）tissue は，細網組織でできた支質と，その網の目にぎっしりつまったリンパ球を主とする遊走細胞からできている．細網線維で支えられた細網細胞がつくる迷路のような空洞のなかをリンパ球が動き回る像を思い浮かべるとよい．リンパ性組織の基本となる構造は**リンパ小節** lymphatic nodule（リンパ濾胞 lymphatic follicle ともいう）で，これらが集まってリンパ節，扁桃，脾臓などのリンパ性器官をつくる．胸腺は細網細胞が上皮性であること，リンパ小節をつくらない点でほかのリンパ性器官とは異なる．

　リンパ性組織の主役である**リンパ球** lymphocytes には大きく2種類ある．異物や非自己の細胞の攻撃・破壊にあずかる**Tリンパ球**は胸腺で産生され，血行性にリンパ節，脾臓などに進入し，**胸腺依存域**に分布する．**Bリンパ球**は抗体産生細胞で，骨髄で産生されるほか，リンパ小節の胚中心でも分化・増殖する．Bリンパ球の主な分布域はリンパ小節である．

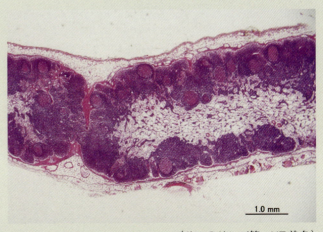

（サルのリンパ節，HE 染色）

1 リンパ球浸潤とリンパ小節

A　リンパ球浸潤（ヒトの肝臓，HE染色）

　リンパ性器官 lymphatic organs の基本となるのはリンパ小節であるが，図Aのようにリンパ球が結節をつくることなく結合組織内にびまん性に分布する場合がある．これをリンパ（球）浸潤 lymphocyte infiltration という．

　この図では，肝臓の小葉間結合組織とよばれる部位にリンパ球が集まっている．このようなリンパ浸潤は，外界からの異物が侵入しやすい消化管や気道などの粘膜上皮下でよくみられる．

B　孤立リンパ小節（ヒトの十二指腸，HE染色）

　リンパ球が密に集合して結節状になったものを，**リンパ小節** lymphatic nodule（または**リンパ濾胞**）という．リンパ小節は単純なリンパ球の集団であることもあるが（**一次リンパ小節**），しばしば中央に**胚中心** germinal center（または明中心）とよばれる明るい領域をもつ（**二次リンパ小節**）．

　リンパ小節は，図Bのように単独で存在する場合を**孤立リンパ小節**とよび，消化管や気道の粘膜でよくみられる．一方，扁桃，パイエル板，虫垂，リンパ節，脾臓などでは，リンパ小節が多数集合しており，**集合リンパ小節**にあたる．

　二次リンパ小節でみられる胚中心は，大きめのリンパ球がまばらに存在するため明るくみえる（155ページ参照）．胚中心のなかでも特に上半部は明るく，**明調域** light region とよばれるのに対し，下半分は**暗調域** dark region という．胚中心の周囲には（ここでは上のほうに）リンパ球が密集する**濾胞域** follicular area（または**周囲帯**，**帽状域** mantle zone）が存在する．

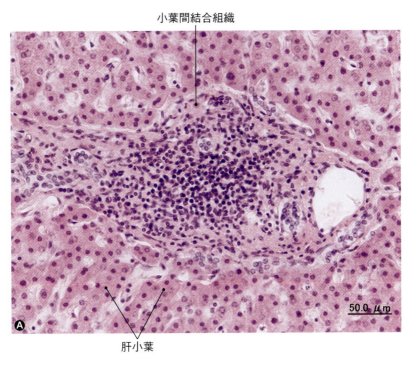

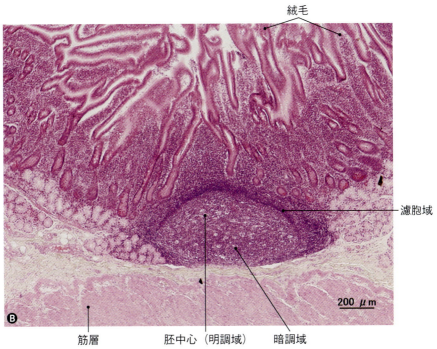

2 リンパ節 (1)

 リンパ節（サルの腸間膜リンパ節，HE 染色）

　リンパ小節が集まって1つの機能単位を形成したものが**リンパ節** lymph node である．低倍で観察すると，**皮小節**とよばれるリンパ小節がリンパ節の**皮質**の浅層に集まっており，中心部の明るい部分（**髄質**）はリンパ小節を含まないことがわかる．皮質と髄質の間に，リンパ球が密集し，特別な構造を示さない領域が広がっており，ここを**傍皮質** paracortex または**深皮質**という．

 リンパ節の皮質（サルの腸間膜リンパ節，HE 染色）

　リンパ節の表面は，結合組織性の**被膜** capsule で覆われる．被膜から**小柱** trabeculae が髄質に向かってのび，実質を不完全に仕切っている．
　リンパ節の実質は，リンパ球がぎっしりつまった**リンパ髄** lymphatic pulp とリンパ球が希薄で全体が明るくみえる**リンパ洞** lymphatic sinus に区別される．リンパ髄は皮質では皮小節と傍皮質をつくり，髄質では**髄索**になる．
　リンパ洞には被膜直下の**辺縁洞** marginal sinus，小柱と皮小節の間の**中間洞**（小節周囲皮質洞ともいう），そして髄質中で髄索の間に広がる**髄洞** medullary sinus があり，これらはすべてつながっている．

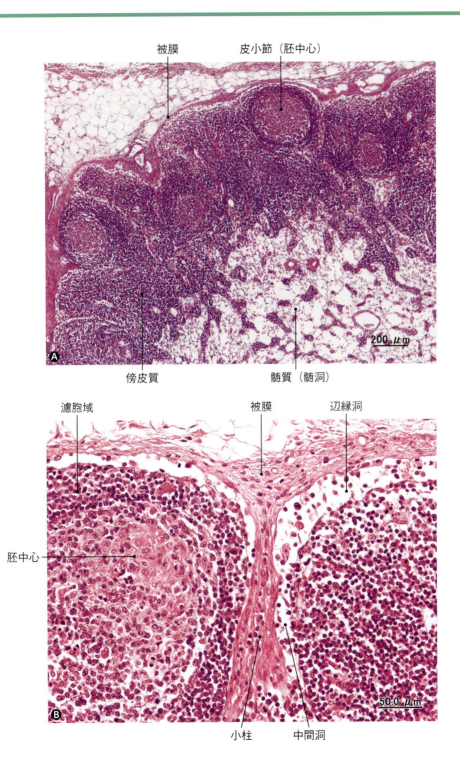

3 リンパ節 (2)

A 辺縁洞（サルの腸間膜リンパ節，HE 染色）

　図の上のほうから，被膜，辺縁洞，そしてリンパ球がつまったリンパ髄の各層に分かれる．リンパ洞には，マクロファージやリンパ球などの遊走細胞のほかに，突起を伸ばして固定している細網細胞が出現する．細網細胞は，被膜やリンパ髄から伸びる細網線維とともに洞という空所を支えている．リンパ洞はシート状に広がる特殊な細網細胞で裏打ちされており，この細胞は**沿岸細胞または洞内皮細胞**とよばれる．

B 髄洞（サルの腸間膜リンパ節，HE 染色）

　髄質ではリンパ球が島状，半島状に点在するが，実際は索状につながっており，**髄索 medullary cords** とよばれる．髄索は細網細胞（沿岸細胞）で包まれ，内部にはリンパ球が集積している．髄洞はかなり広く，星状に突起を伸ばしてつながった細網細胞が橋渡ししている．その隙間には，マクロファージやリンパ球が多く集まっている．特にマクロファージは異物除去に重要である．

（下図）被膜の近くには輸入リンパ管がしばしばみられ，リンパ管が被膜を貫く様子を弁とともにみることができるだろう．

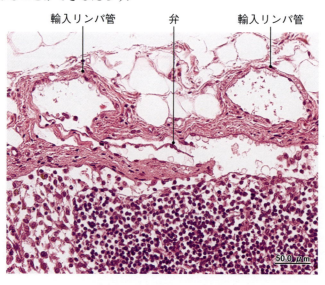

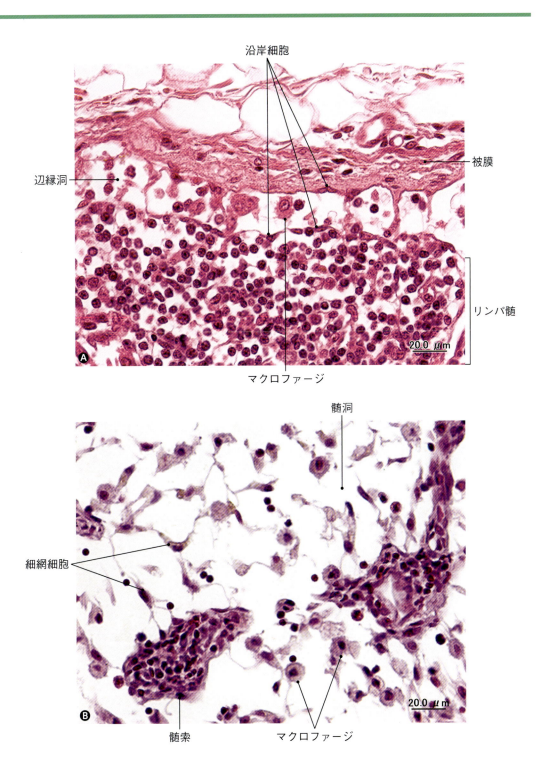

154　各論

4 リンパ節 (3)

 胚中心（ヒトのリンパ節，HE染色）

　リンパ節の**胚中心** germinal center には，やや大型のリンパ球が分布する．ここには，細胞分裂中の細胞がみられ，リンパ球の増殖の場になっているのでこの名がついた．胚中心では暗調の核をもつ小リンパ球の割合が低く，全体が明るくみえるので，**明中心**ともよばれる．大きないびつな核をもつ細胞は，胚中心の骨組みをつくる細網細胞である．この細胞は複雑な突起をもち細胞性の網工をつくるので，**濾胞樹状細胞** follicular dendritic cells とよばれる（下図）．

 細網細胞（ヒトのリンパ節，鍍銀法）

　リンパ節は代表的な細網組織で，被膜と小柱を除いた部分（実質）は，細網細胞と細網線維（銀好性線維）の網工からなる．細網線維は胚中心では，まばらである．

（下図）ラットのリンパ節（S100タンパク質の免疫組織化学）
　濾胞樹状細胞は抗原提示を行う特殊な細網細胞である．ここでは，S100タンパク質に対する抗体で，この細胞がつくる細胞網を染めている．

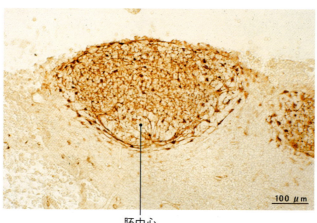

胚中心

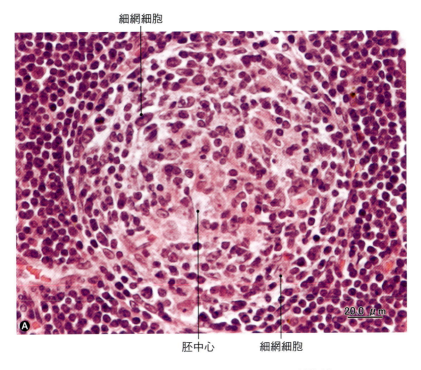

細網細胞

胚中心　細網細胞

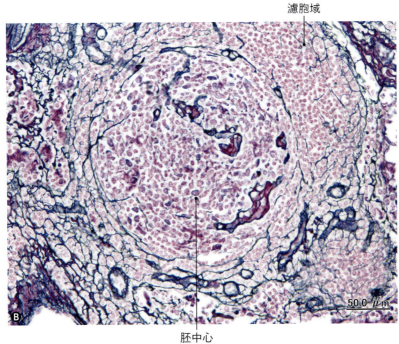

濾胞域

胚中心

5 扁桃(1)

口蓋扁桃（ヒト，HE染色）

扁桃 tonsil では，上皮の深い落ちこみである**陰窩** crypts の周囲に多数のリンパ小節が集合している．各リンパ小節には，濾胞域を伴った胚中心が発達している．

口蓋扁桃（ヒト，HE染色）

陰窩の両側の重層扁平上皮の下に，大きな胚中心をもつリンパ小節が並んでいる．扁桃では，陰窩のほうから上皮を通して異物や細菌などの抗原が侵入するため，胚中心の上側（上皮側）にリンパ球が密集する濾胞域が発達する．

（下図）ヒトの舌扁桃（HE染色）
　舌扁桃の基本構造は口蓋扁桃に似るが，全体として口腔上皮に近い領域に陰窩やリンパ小節がみられる．

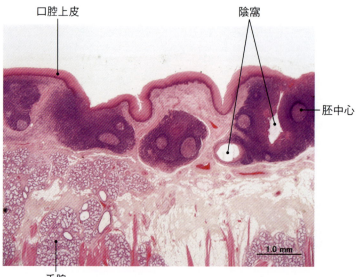

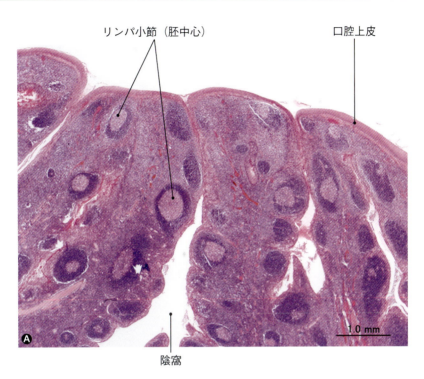

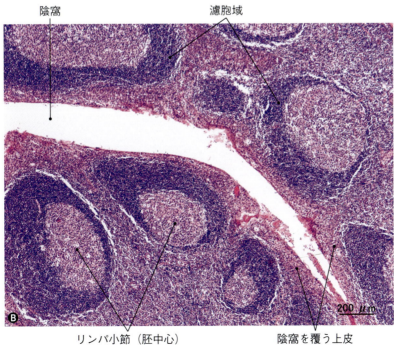

6 扁 桃 (2)

 口蓋扁桃（ヒト，HE染色）

陰窩に面する上皮は，陰窩の浅いところでは重層扁平上皮のかたちを保っているが，深いところでは上皮のなかに多数のリンパ球が進入し，上皮の細胞層は乱れ，上皮と固有層の境界が不明瞭になっている．

 高内皮細静脈（ヒトの口蓋扁桃，HE染色）

扁桃やリンパ節には，内皮細胞の丈が高い特殊な**毛細血管後細静脈** postcapillary venules が多数存在し，**高内皮細静脈** high endothelial venules とよばれている．扁桃ではリンパ小節の間の深いところ，リンパ節では傍皮質に集まっている．胸腺に由来するTリンパ球はこの高内皮細静脈の壁を通り抜け，リンパ髄に進入することができる．したがって，この血管の周囲のリンパ球はほとんどがTリンパ球である（**胸腺依存域** thymus-dependent area）（下図）．

（下図）ヒトの扁桃（Tリンパ球の免疫組織化学）

褐色に染まるTリンパ球は，胚中心の下側（陰窩とは反対側）と間（濾胞間領域）に集まっている．ここは，リンパ節の傍皮質に相当する領域である．

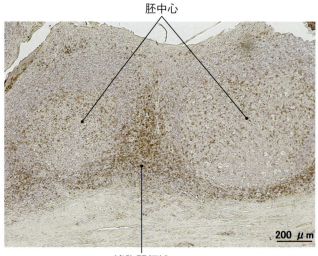

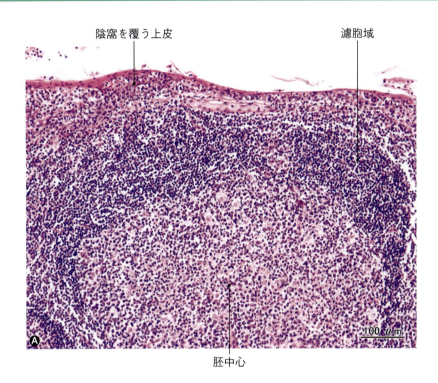

陰窩を覆う上皮　　濾胞域

胚中心

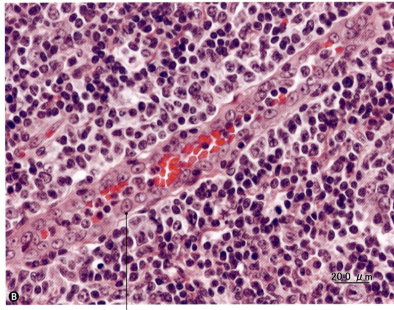

高内皮細静脈

160　各　論

7　胸　腺 (1)

　胸腺の全体像

　胸腺 thymus は表面を結合組織性の**被膜** capsule で覆われ，そこから伸びた板状の結合組織（**小葉間結合組織**）が実質を小葉に分ける．同じく被膜から伸びる結合組織（**小柱**）が皮質と髄質の境界部まで伸びている．各小葉は，リンパ球が密に集合しているため暗くみえる（HE 染色では濃い青色に）**皮質** cortex と，リンパ球が少ないため明るくみえる**髄質** medulla に分けられる．

　胸腺は思春期を過ぎると退縮を始め，実質（特に皮質）は小さくなり，脂肪組織に置き換わる（下図）．

　皮質と髄質

　皮質と髄質では，青く染まるリンパ球の密度が異なる．髄質には，上皮性細胞が集まり変性像を示す大小の**ハッサル小体** Hassal body が出現する．胸腺の髄質，特に皮髄境界部には，血管が発達している．

（下図）成人の胸腺（HE 染色）
ところどころで，皮質が消滅している．一方で，脂肪組織が小葉間を埋めている．

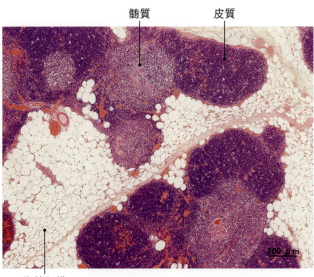

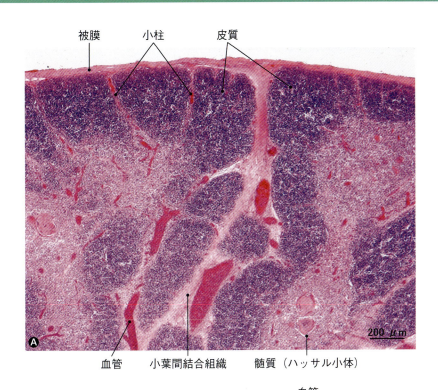

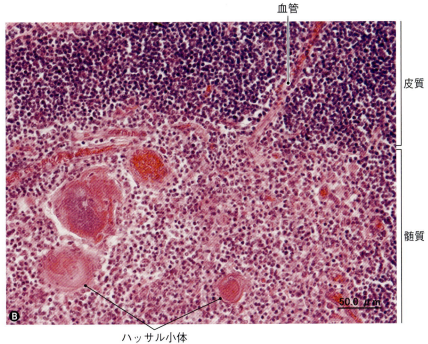

8 胸　腺 (2)

A　髄質（ヒト新生児，HE染色）

　胸腺組織は，細網細胞がつくる細胞性網工と，その網の目を満たすリンパ球（胸腺細胞ともいう）とでできている．胸腺の細網細胞は発生学的に咽頭嚢上皮に由来するので，**上皮性細網細胞** epithelial reticular cells（あるいは単に**上皮性細胞**）という．ほかのリンパ性組織の細網細胞は，間葉性である．髄質にみられるハッサル小体は，上皮性細胞が同心円状に集まったもので，中心部では角化性の変性を起こしている．
　胸腺を構成する細胞のなかで，リンパ球と上皮性細胞を区別するのはむずかしくない．前者が暗調な小型の核をもつのに対し，後者はややいびつな明るい核をもっている．

B　上皮性細網細胞（ヒトの胎児，ケラチンの免疫組織化学）

　胸腺の細網細胞は上皮由来なので，上皮に特異的なケラチンに対する抗体で胸腺を染色すると，胸腺の骨組みをつくる上皮性細胞だけを染め出すことができる．ハッサル小体も上皮性細胞がつくるものであるから，陽性に染まっている．同じ標本でも，皮質の上皮性細胞はほとんど染まらない．つまり，細網細胞にはいくつかのタイプがある．

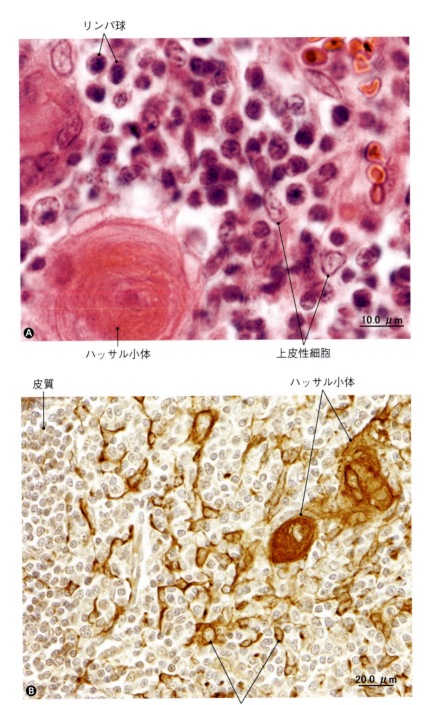

9 脾臓 (1)

脾臓の弱拡大（ヒト，HE染色）

脾臓は**白脾髄** white pulp と**赤脾髄** red pulp に大きく分けられる．前者は主にリンパ球が，後者には大量の血液（赤血球）が存在する．

脾臓の弱拡大（ヒト，灌流固定後，HE染色）

赤脾髄は赤血球が存在するため，構造の理解に妨げになる．そこで，動脈から生理食塩水などを注入し，赤血球を除いた標本が望まれる．

この標本では，赤脾髄の大部分を占める**脾洞** splenic sinus が白い空所となっている．

（下図）脾臓の弱拡大（サル，HE染色）

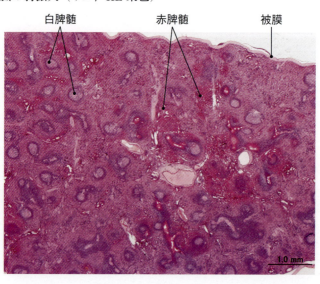

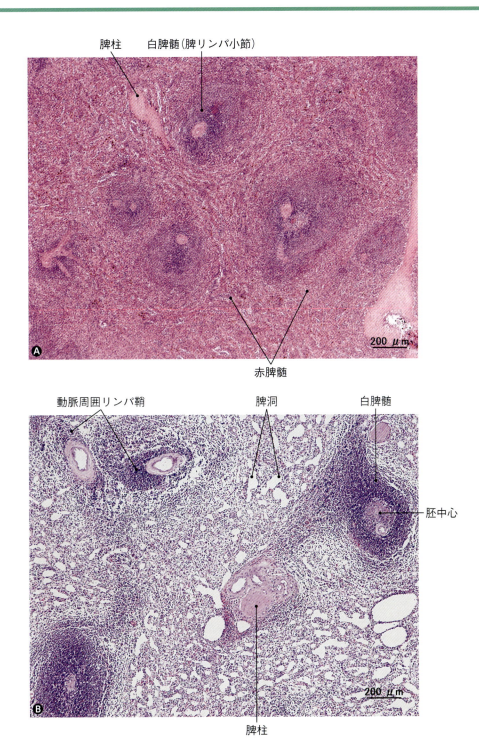

10 脾臓（2）

　脾柱動脈から脾髄動脈（ヒト，HE 染色）

　脾臓の構造は，血液路をたどると理解しやすい．脾門から入った動脈は脾柱のなかを走る**脾柱動脈** trabecular artery，次いで赤脾髄のなかに出て**脾髄動脈** pulp artery になる．この動脈は白脾髄の脾（リンパ）小節に向かうが，途中リンパ球集団のさや（**動脈周囲リンパ鞘** periarterial lymphatic sheath，PALS）に包まれる．このリンパ球は主にTリンパ球からなる．

　白脾髄と中心動脈（ヒト，HE 染色）

　白脾髄はリンパ球が集まっている領域をさし，脾（リンパ）小節と動脈周囲リンパ鞘からなる．**中心動脈** central artery が脾小節を貫通するが，中心部を外れて通る場合が多い．なお，中心動脈と脾髄動脈の境界は決めるのがむずかしい．
　還流によって赤血球を除くと，赤脾髄は白く抜けてみえる**脾洞** splenic sinuses と細胞成分が残る**脾索** splenic cords からできていることがわかる．脾小節の辺縁には脾洞が存在しない帯状の領域があり，**辺縁帯** marginal zone とよばれる．ここには中心動脈の枝が多数開放しているので，血液とともに異物が豊富に到来する．

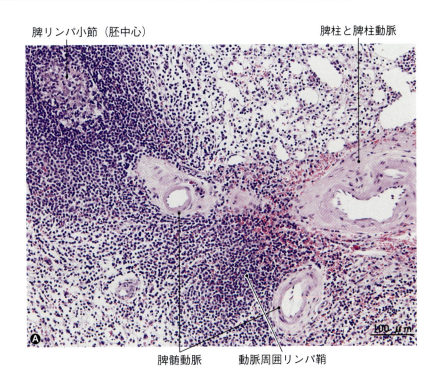

脾リンパ小節（胚中心） ・・・ 脾柱と脾柱動脈
脾髄動脈　動脈周囲リンパ鞘

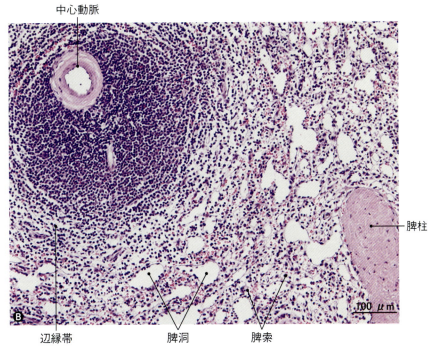

中心動脈
脾柱
辺縁帯　脾洞　脾索

11 脾　臓 (3)

A　筆毛動脈（ヒト，HE染色）

　中心動脈は脾リンパ小節を通り抜けたのち，多方向に枝分かれをし，**筆毛動脈** penicillar artery となる．筆の穂先のような枝分かれのようすを1枚の切片でみるのはむずかしいが，2～3本の分枝は容易に観察できる．図Aでは，4本の分枝がみられる．
　これらの枝のそれぞれは平滑筋を失い毛細血管となるが，まもなく上皮様細胞が取り囲む肉厚の**さや動脈** sheathed artery（またはさや状血管）になる．

B　さや（莢）動脈（ヒト，HE染色）

　脾索のなかで縦断されたさや動脈がみえる．左の方で分枝し，急に細くなり，最後は脾索のなかに開放している（開放血管系）．さや動脈は，内皮細胞を細網細胞が取り巻いてできている．壁のなかにしばしば赤血球やマクロファージが観察され，ここで血液の濾過や異物の取り込みが行われていることを示す．

（下図）さや動脈の横断像（ヒト，HE染色）

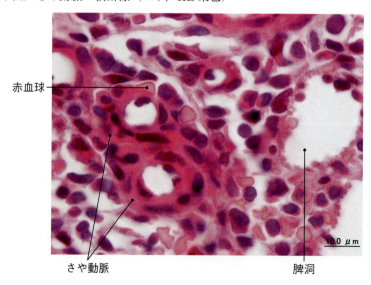

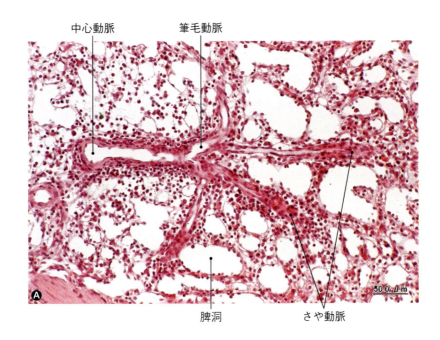

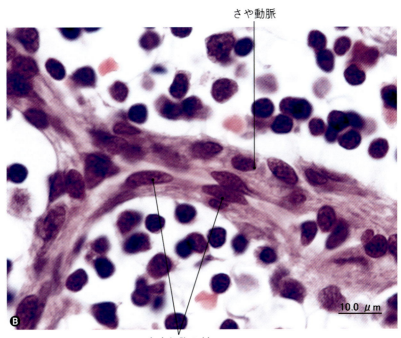

170　各論

12 脾　臓 (4)

脾洞（ヒト，HE染色）

　脾洞の壁は，平行に並ぶ細長い**杆状内皮細胞** rod-shaped endothelial cells（**杆状細胞** rod cells ともいう）が直交する**輪状線維** circular fibers（図B）によって束ねられてできている．脾洞の壁が接線方向に切れれば，すのこのようにみえることになる．横断像では，内皮細胞の間に隙間が空いていることが確認できる（矢印）．
　ヒトの脾臓では，さや動脈のあとの血管は脾索のなかに開放する（開放血管系）．血液は脾索のなかを流れ，脾洞壁の杆状細胞の狭い隙間を通り抜けて脾洞内に出てくるが，柔軟性を失い老化した赤血球は，この間にマクロファージに捕捉される．

脾臓の銀好性線維（ヒト，Gomori鍍銀法）

　脾洞の輪状線維（**たが線維**ともいう）と脾索の細網線維が黒く染め出されている．脾索の銀好性線維は細網細胞の突起の中を走り，脾洞の近くでは，両者が連続していることがわかる．

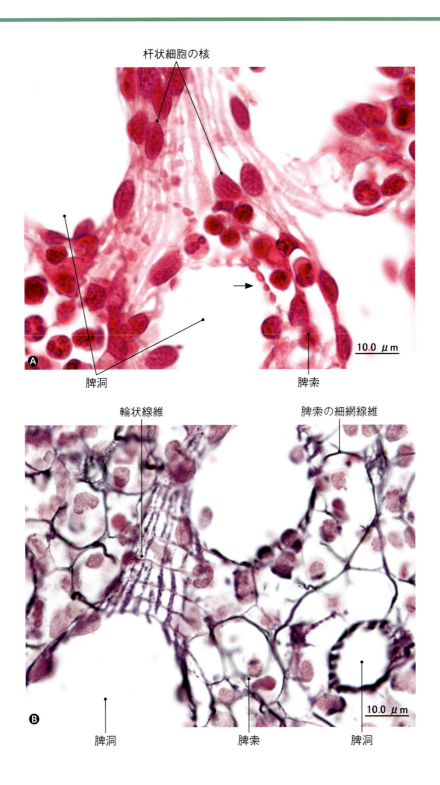

第11章 歯

　歯 teeth は摂食のため，また敵とたたかうために発達した硬組織である．歯の主体は**象牙質** dentin で，**象牙芽細胞** odontoblasts によって形成されたものである．歯の口腔に露出している部分は**エナメル質** enamel によって，それ以外は**セメント質** cementum によって覆われる．これら3種類の石灰化組織は，それぞれ特徴的な組織像を示す．歯の芯の部分には軟組織である**歯髄** dental pulp があり，血管と神経を豊富に含んでいる．象牙質は知覚が鋭敏で，象牙質と神経との関係は重要な研究テーマの1つである．

　歯を取り囲む**歯周組織** periodontium には，**歯根膜** periodontal membrane，**歯肉** gingiva，**歯槽骨** alveolar bone がある．歯根膜は歯根と歯槽骨との間を埋める結合組織をさし，その膠原線維束である歯根膜線維がセメント質と歯槽骨を強固に結びつけている．

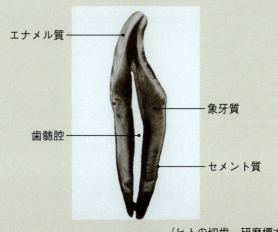

（ヒトの切歯，研磨標本）

1 エナメル質

A エナメル質（ヒト，研磨標本，カルボールフクシン染色）

エナメル質 enamel は人体のうちで最も硬い組織で，細胞成分をまったく含んでいない．高度に石灰化したエナメル質にも石灰化の程度の低い部分が存在し，板状のものが歯髄腔を中心として放射状に伸びている．いずれも，エナメル象牙境から表層に向かって伸びるが，このうち表面まで到達するものを**エナメル葉** enamel lamella，途中で途絶える短いものを**エナメル叢** enamel tuft という．これらは，無染色切片でも顕微鏡のコンデンサーを絞るとみえるが（下図），カルボールフクシンなどの染色液につけると，石灰化不全領域だけが染色されるので，よりはっきりする．

エナメル質には木の年輪のような平行条が多数みられるが，これは石灰化の強弱の周期によって刻まれたエナメル質の成長線の1つで，**レチウス** Retzius **線条**とよばれる．

B エナメル小柱（ヒト，研磨標本，カルボールフクシン染色）

エナメル質を拡大してみると，無数の**エナメル小柱** enamel rods が集まってできていることがわかる．エナメル小柱の並び方には規則性があり，異なる走行を示す小柱群が交互に配列するため，切片上で明るい部分と暗い部分ができ，全体として縞模様を表す．これを**ハンター・シュレーゲル** Hunter-Schreger **線条**という．

（下図）ヒトの歯（研磨標本，無染色）

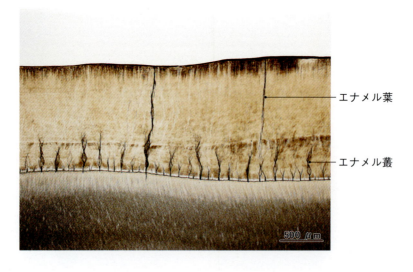

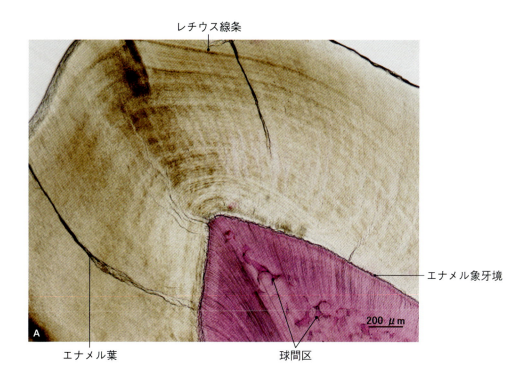

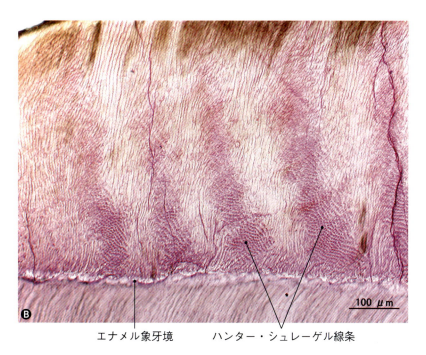

176 　各　論

2 象牙質 (1)

　石灰化球と球間区（ヒト，斜断，脱灰標本，鍍金染色）

　象牙質 dentin が形成されるとき，象牙質の表層部では板状の石灰化により形成されるが，その下層では石灰化中心が点状に現れ，それらが成長しながら互いに融合していく（**石灰化球**）．歯冠部象牙質の浅層ではこの石灰化球の融合が十分に起きないため，**球間区** interlobular spaces を生じる．

　石灰化球を拡大すると，等高線のような平行線がみえるが，これは象牙質の成長線で，**石灰化条**とよばれる．半日に1本形成されるという．縦に走る白抜きの溝は**象牙細管** dentinal tubules で，ここに象牙芽細胞の突起を容れている．

　球間区（ヒト，研磨標本，無染色）

　球間区は，無染色の標本で顕微鏡のコンデンサーを絞ればみることができる．球間区は石灰化が未熟なため，カルボールフクシンのような色素に濃染する（下図）．球間区は，歯冠部ではエナメル質からやや離れたところに帯状に分布する．

（下図）球間区（ヒト，研磨標本，カルボールフクシン染色）

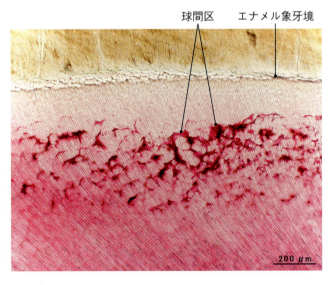

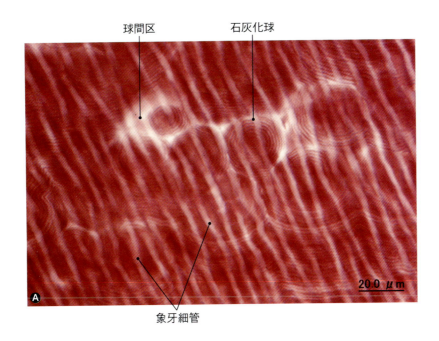

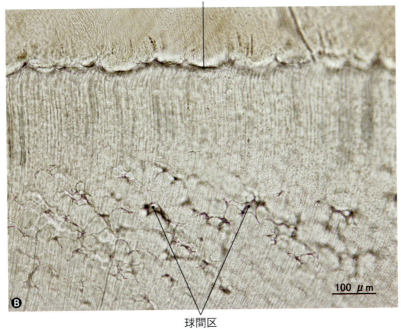

3 象牙質 (2)

A 象牙細管（ヒト，脱灰標本，チオニン・ピクリン酸法）

　象牙質をつくる象牙芽細胞は歯髄腔にあり，そこから長い突起を象牙質中に伸ばしている（図B参照）．象牙芽細胞の突起（**トームス線維** Tomes fibers ともいう）が通る管が象牙細管で，歯髄腔を中心に放射状にセメント・象牙境（またはエナメル・象牙境）まで伸びている．途中，無数の側枝を出して，隣の細管あるいはその側枝と吻合する．ここで用いた染色法（Schmorl法）は骨小腔と骨細管を染める際に用いられる方法で，歯に応用すると象牙質では象牙細管だけが染色される．

B 象牙前質と象牙芽細胞（サル，脱灰標本，HE染色）

　歯髄 dental pulp は，不規則に走る膠原線維の間に星状や紡錘状の線維芽細胞（**歯髄細胞**）が散らばる，疎な結合組織である．歯髄の象牙質に面する側には，**象牙芽細胞** odontoblasts が密に並ぶ層がある（**象牙芽細胞層**）．この細胞層から象牙芽細胞の突起が一斉に伸びて，象牙細管のなかに進入する．歯髄と象牙質の間に石灰化が不十分な**象牙前質** predentin が区別される．

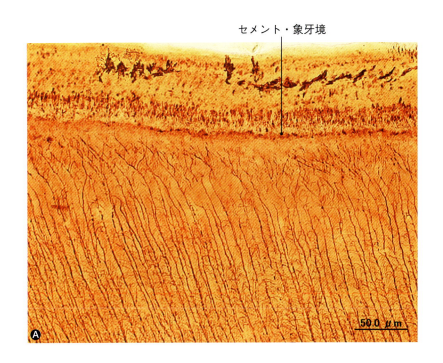

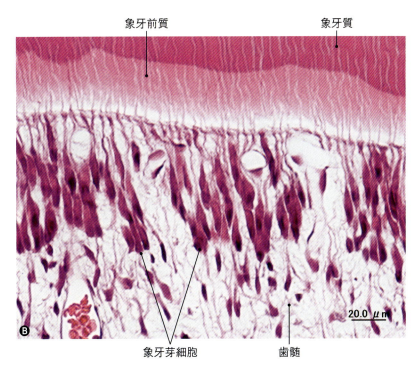

4 セメント質

セメント質（ヒト，研磨標本，無染色）

　セメント質 cementum は，骨によく似た組織で歯根の象牙質を覆っている．セメント質は，歯を歯槽骨につなぐ歯根膜線維（**歯周靱帯** periodontal ligament）が付着する場所として重要である．

　象牙質の外側に最初にできる**一次セメント**（原生セメント）primary cementum は，細胞を含まないので**無細胞セメント質**とよばれる．一方，この層の外側に形成される**二次セメント**（後生セメント）secondary cementum は，細胞を含むので**有細胞セメント質**という．しかし，このような区別ができない場面も少なくない．

セメント細胞（ヒト，研磨標本，無染色）

　セメント質中に含まれる唯一の細胞は**セメント細胞** cementum cells（セメント小体ともいう）である．セメント質をつくる**セメント芽細胞** cementoblasts が石灰化基質に閉じ込められたものが，セメント細胞である．セメント細胞は骨細胞に似ているが，骨単位の骨細胞のようには整然と並んでいない．セメント細胞が入る空所を**セメント小腔**，細胞から伸びる突起が通る管を**セメント細管**という点は，骨細胞の場合と同じである．セメント細胞の突起はおおむね歯根膜の方を向いており，酸素や栄養をそちらから受けている．

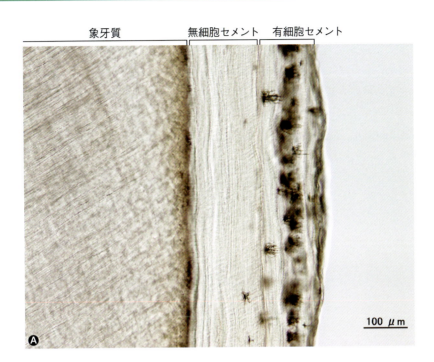

象牙質　無細胞セメント　有細胞セメント

100 μm

Ⓐ

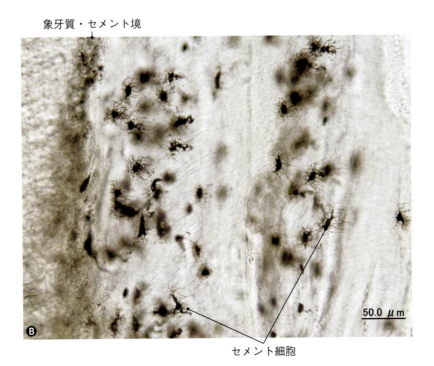

象牙質・セメント境

50.0 μm

Ⓑ

セメント細胞

5 神 経

A 歯髄の神経（ヒトの歯髄，脱灰標本，鍍銀染色）

　歯髄のなかには，非常に多くの神経線維が存在する．大部分は知覚神経であり，歯の痛みを伝える神経である．根尖孔から入った神経線維束は歯冠部歯髄内に広がるが，象牙芽細胞層の下で多数の神経線維が集まり神経網を形成する．これは，**象牙芽細胞下神経叢** subodontoblastic nerve plexus とよばれる．象牙前質に進入し，横に走る神経線維がかすかにみえる（矢印）．

B 象牙前質の神経（ヒトの歯髄，脱灰標本，NFP の免疫組織化学）

　象牙前質 predentin には，大小さまざまな石灰化球が出現し，ここで象牙質の石灰化が起こっていることがわかる．
　象牙芽細胞下神経叢から伸びた神経が象牙芽細胞の間を通り抜けて象牙前質に進入する．これらの神経は象牙芽細胞の突起に接触しつつ複雑な走行を示し，ときに象牙芽細胞突起とシナプス様の構造をつくる．

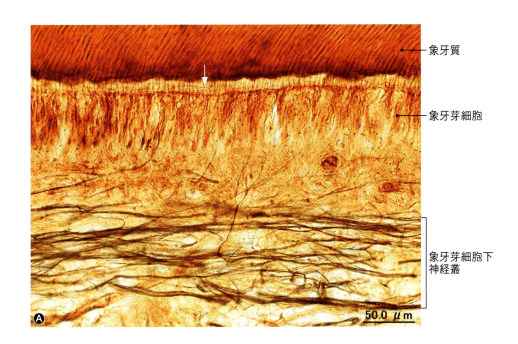

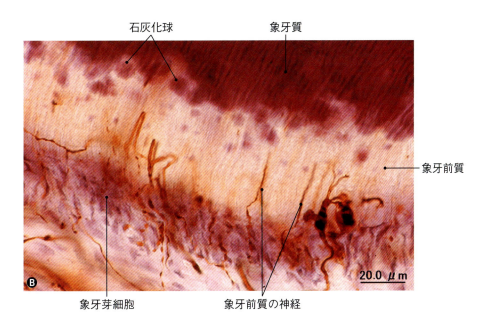

6 歯根膜と歯肉

A 歯根膜（サル，脱灰標本，HE 染色）

歯根膜 periodontal membrane は，歯と歯槽骨の間を埋める強固な結合組織で，歯と歯槽骨を結びつけると同時に，クッションの役割をも果たしている．強靱な膠原線維の束（**歯根膜線維** periodontal fibers）は，歯と歯槽骨の間でいろいろな方向に走り，歯が前後左右あるいは上下からの力に対応できるような構築になっている．歯根膜線維は，一端は歯槽骨に，他端はセメント質に入り込んでおり，**シャーピー線維** Sharpey fibers という．歯根膜のところどころには，脈管と神経を含む疎性結合組織が存在する．

B 歯肉（サル，脱灰標本，HE 染色）

歯頸部を覆う口腔粘膜を**歯肉** gingiva という．歯肉の固有層は，大きい血管を含まない緻密な結合組織からできており，通常の口腔粘膜とは異なり外観は白っぽい．セメント質と歯槽骨から伸びる膠原線維束が固有層のなかに入り，歯肉をしっかりと歯と歯槽骨上端に結びつけている．この部分を**付着歯肉** attached gingiva という．一方，歯肉の頂上部はそれほど強くは固定されておらず，可動性があるため**遊離歯肉（自由歯肉）** free gingiva とよばれる．付着歯肉と遊離歯肉の境界には，上皮の浅い切れ込み（矢印）があり，その目印になる．

歯に面する側の歯肉上皮は，歯（エナメル質）と直接接する**付着上皮**と歯肉溝に面する**歯肉溝上皮**に分けられる．前者はかなり薄く，結合組織乳頭はみられない．

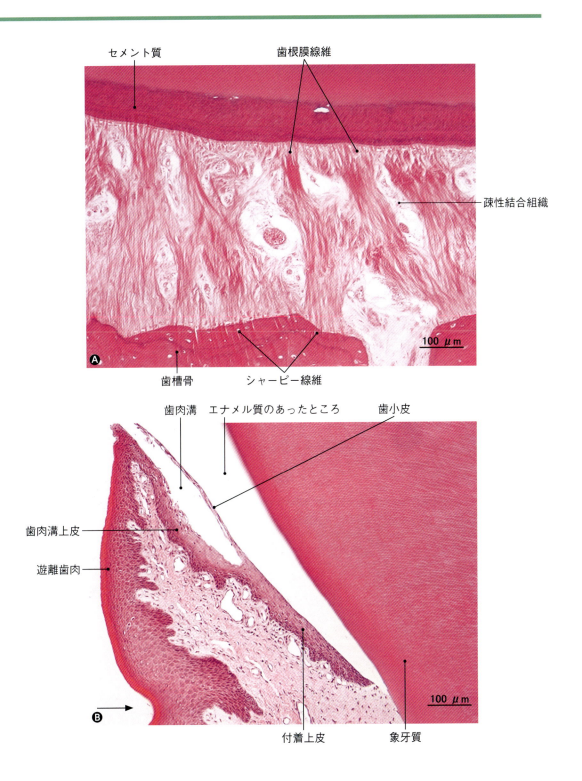

186 各論

7 歯の発生 (1)

 歯胚（ヒトの 14 週齢の胎児，脱灰標本，HE 染色）

　口腔粘膜上皮が落ちこむことで，歯の原基である**歯胚** tooth germ の形成が始まる．落ちこんだ上皮は最初は土手状（歯堤）に，その後乳歯の数に一致して部分的にふくらみ，杯状になる．この上皮性の杯はエナメル質の原基であり，**エナメル器** enamel organ とよばれる．エナメル器の外側と内側に上皮があり，**外エナメル上皮**，**内エナメル上皮**という．両上皮の間にはスポンジ状の**エナメル髄**が占めている．エナメル器の杯のなかで間葉系の細胞が増殖して**歯乳頭** dental papilla をつくる．歯乳頭のなかでエナメル器と接するところに象牙芽細胞が分化してくる．

　乳歯は生後のある時期に，永久歯によってとって代わる．すでに歯胚の時点で，近傍に永久歯の歯堤ができている．

 歯胚（ヒトの 6 か月齢の胎児，脱灰標本，アザン染色）

　胎生 6〜7 か月になると，歯のおおよそのかたちができており，エナメル質と象牙質の形成が始まっている．

（下図）9 週齢のヒト胎児の歯堤（HE 染色）
　歯堤の先端がふくらみ，くぼみを形成している時期で，**蕾状期** bud stage から**帽状期** cap stage に相当する．

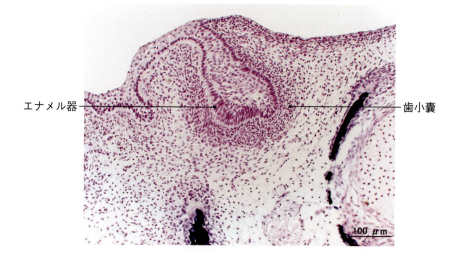

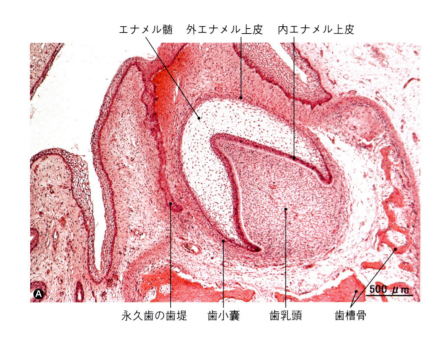

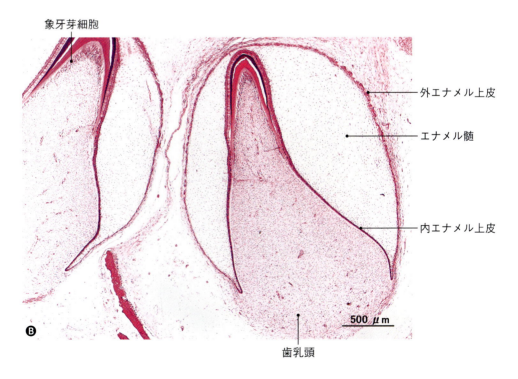

8 歯の発生 (2)

歯胚（ヒトの7か月齢の胎児，脱灰標本，HE染色）

図Aでは，エナメル芽細胞と象牙芽細胞が向かい合い，それぞれがつくりだすエナメル質と象牙質によって，両細胞が遠ざかる場面を表している．

内エナメル上皮は，丈の高い円柱上皮となって，**エナメル芽細胞** ameloblasts とよばれるようになる．内外のエナメル上皮の間（**エナメル髄**または**星状網** stellate reticulum という）では星形の細胞が突起でつながり，全体として網工をつくっている．エナメル髄と内エナメル上皮の間に数層の細胞層ができているが，これは**中間層**とよばれる．

外エナメル上皮は扁平化し，その外側に毛細血管が集まる．内エナメル上皮の旺盛な形成活動に要する酸素，栄養，素材は，中間層細胞を介して，この血管網から与えられる．

（下図）サルの乳歯とその歯槽骨（脱灰標本，HE染色）

乳歯が抜け落ちるときに，歯根部の先端と歯根膜線維（シャーピー線維）を削る必要があり，多核巨細胞である**破骨細胞**（**破歯細胞** odontoclasts ともいう）が活躍する．永久歯のサイズが大きいこともあり，歯槽骨を削るのもこの細胞である．下図では，刷子縁をもつ破骨細胞（4個）が歯槽骨の表面を削っている場面が観察される．

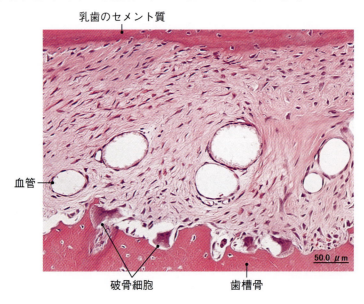

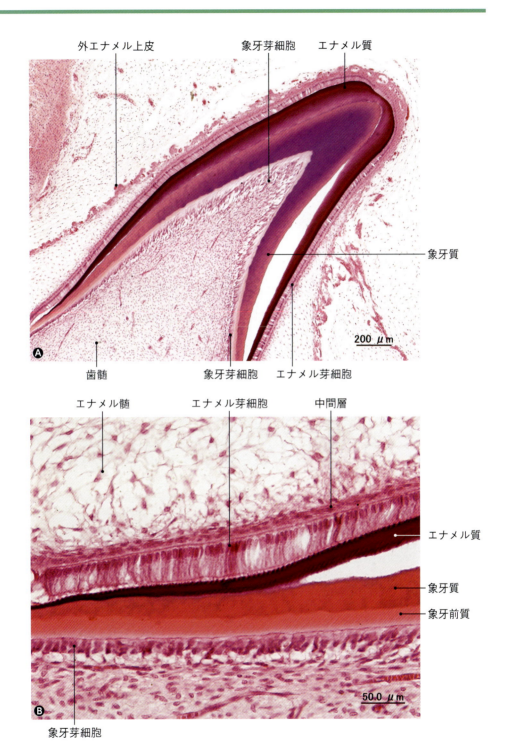

第12章 口腔

粘膜の内面は**粘膜上皮** epithelium で覆われるが，口腔粘膜では重層扁平上皮である．場所によっては，部分的に角化している．上皮組織の下は，比較的密な結合組織で，**粘膜固有層** lamina propria とよばれる．固有層の深層には，しばしば口唇腺など小型の外分泌腺（小唾液腺）が存在する．

大唾液腺として，耳下腺，顎下腺，舌下腺があり，これらは口腔粘膜から離れて存在し，導管によって口腔に分泌物を放出する．大唾液腺は，外分泌腺の構造を理解するのに適している．

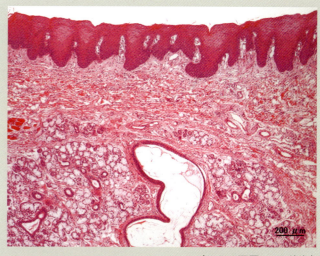

（ヒトの下唇，HE染色）

1 口　腔 (1)

口唇（ヒトの下唇，HE 染色）

　口唇（くちびる）は皮膚と粘膜の違いを理解するのに好都合である．前面（図Aでは下面）の皮膚は後面の口腔粘膜へと**口唇縁**（図Aで矢印によりその範囲を示す）とよばれる部分で移行する．皮膚部，粘膜部とも重層扁平上皮で覆われるが，粘膜部のほうがかなり厚く，深い結合組織乳頭が多数みられる．上皮は，皮膚部と口唇縁では角化しており，粘膜部では角化していない．皮膚部には毛，脂腺，汗腺がある．一方，粘膜部にはこれらは存在せず，かわりに小唾液腺（**口唇腺**）が発達する．口唇腺は混合腺であるが，粘液性の部分が多い．口唇の芯の部分を**口輪筋**が占める．

糸状乳頭（サルの舌，HE 染色）

　舌の表面には**舌乳頭**が密生している．舌乳頭には4種類あり，そのなかで最も数が多く，広い範囲に分布するのは**糸状乳頭** filiform papillae である．典型的な糸状乳頭の観察には舌の前半部が適している．乳頭の先端は数本に分かれ，その先端部から糸状の角質層が伸びている．しかし，角質層が枝分かれするので，どこまでが1本の糸状乳頭かがわかりづらい．糸状乳頭の基部には結合組織が進入しており，**結合組織乳頭**とよばれる．解剖学では，身体の内部から表面に向かって突出しているものをすべて「乳頭」とよぶ．

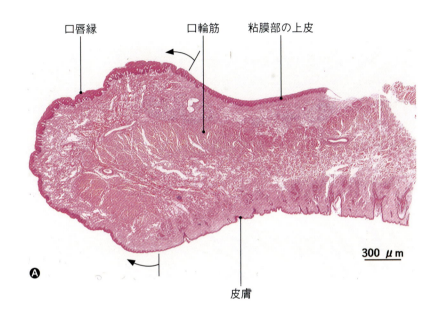

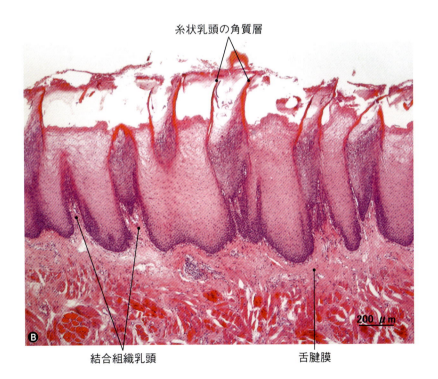

2 口　腔 (2)

A　茸状乳頭（サルの舌，HE染色）

　糸状乳頭（この標本では先端が壊れている）の間に，頭が丸い**茸状乳頭** fungiform papillae が2個みられる．茸状乳頭は，特に舌尖や舌縁に多い．茸状乳頭の芯の部分に結合組織乳頭が進入し，そこからさらに細かい二次乳頭が伸びている．この標本では，茸状乳頭の表面は軽く角化している．

　舌の内部は，縦横に走る横紋筋である舌筋で占められる．これらの舌筋は，上皮直下の粘膜固有層にある緻密な結合組織である**舌腱膜**に終わっている（193ページ参照）．

B　有郭乳頭（ヒトの舌，HE染色）

　舌根部に左右3～6対の**有郭乳頭** circumvallate papillae がV字形に並んでいる．このタイプの乳頭は非常に大きく，まわりを深い溝（輪状溝）が取り巻いている．有郭乳頭の表面は角化していない．有郭乳頭の側面には，明るくみえる**味蕾**が多数存在する．この標本は乳頭の中心部をやや外しているため，味蕾は2列に並んでいるようにみえるが，実際は1列である．有郭乳頭の結合組織乳頭には核が集まっているが，その多くは神経線維に付随するシュワン細胞の核である．

　有郭乳頭の近くの固有層には，漿液性の**味腺**（**エブネル腺** Ebner gland ともいう）が発達する．その導管は数本にまとまり，輪状溝の底の部分に開口する．

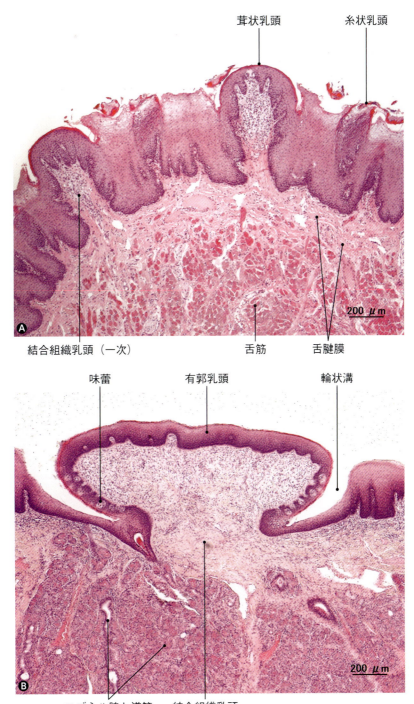

3 口腔 (3)

A 葉状乳頭（ヒト，HE染色）

舌の後部側面に，多数の深い溝をもつ**葉状乳頭** foliate papillae が1対存在する．溝は10〜15本程度あり，溝の側壁では上皮内に味蕾が並んでいる．ヒトの葉状乳頭は退化的といわれ，実習ではウサギなどの舌が標本によく使われるが，ヒトでも場所により多数の味蕾が観察される．溝の下方には漿液性の小唾液腺が散在しており，分泌物を運ぶ管は各溝の底に開口する．

B 味蕾（ウサギの葉状乳頭，HE染色）

味蕾 taste buds は，舌乳頭の重層扁平上皮のなかに散在性に出現する明調な円形ないし楕円形の小構造物である．味蕾は紡錘形の細胞（味蕾細胞）がタマネギのように寄り集まってできている．味蕾細胞の核の高さはまちまちで，細胞質の染色性にも濃淡の差がある．細胞質が豊富で明るい核をもつ細胞を**味細胞** taste cells，濃染する核をもつ細胞を**支持細胞** sustentacular cells として区別するが（下図参照），この区別はしばしばむずかしい．味蕾の先端は口腔に開いており（**味孔** taste pores），味蕾細胞の頂部に備わった微絨毛（**味毛** taste hairs）が顔を出している．

味蕾の基底部に位置する細胞を**基底細胞** basal cells として区別できる場合がある．この細胞は味蕾細胞の前駆細胞と考えられ，細胞分裂像も観察される（下図）．

（下図）ウサギの葉状乳頭（HE染色）

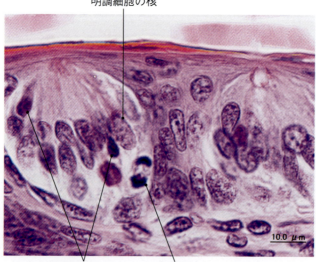

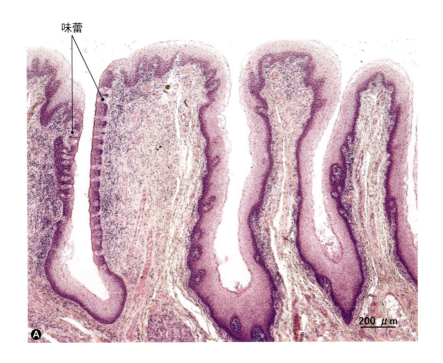

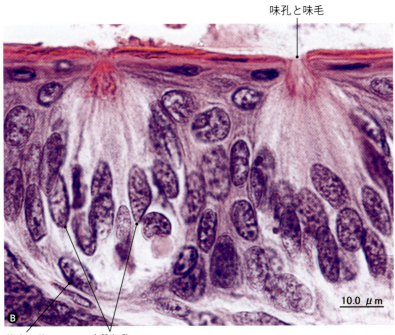

4 唾液腺 (1)

 耳下腺（ヒト，HE 染色）

　耳下腺 parotid gland は純粋な漿液腺である．耳下腺には脂肪組織が多いのが特徴であり，脂肪組織は加齢とともに増える傾向にある．この図では，導管と線条部が区別できる．まわりに結合組織を伴う大きい管が導管，それ以外の小さい管は線条部である．

 耳下腺（サル，HE 染色）

　この標本では，分泌物が細胞質に充満しているので，粘液腺に似ているが，分類上は漿液腺である．**介在部**はやや扁平な上皮細胞で囲まれる細い管である．**線条部**はエオジンによく染まる単層の立方ないし円柱細胞からなり，基底側には基底線条が認められる（40ページ参照）．

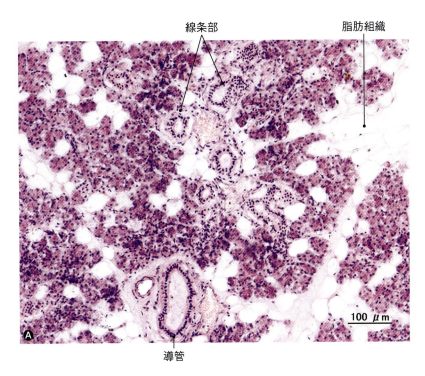

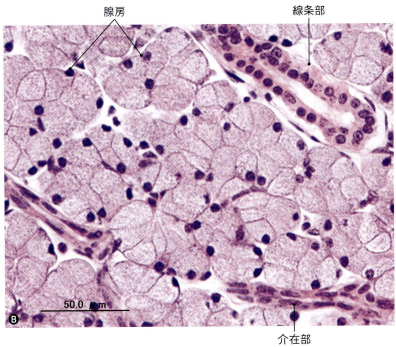

5 唾液腺 (2)

A 顎下腺 (ヒト, HE染色)

顎下腺 submandibular gland は，漿液性と粘液性の終末部が入り混じった混合腺であり，前者が優勢である．明るくみえる粘液腺部に比べて，漿液腺部は暗調である．この倍率でも，漿液半月 demilune（38ページ参照）が観察される．顎下腺でも，加齢とともに脂肪組織が増えてくる．

B 舌下腺 (サル, HE染色)

舌下腺 sublingual gland は顎下腺と同様に混合腺であるが，粘液性の終末部が優勢である．線条部と介在部の発達はわるい．

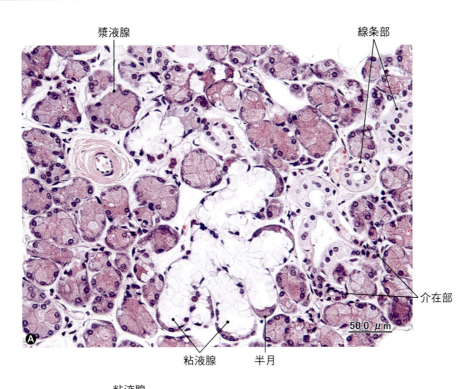

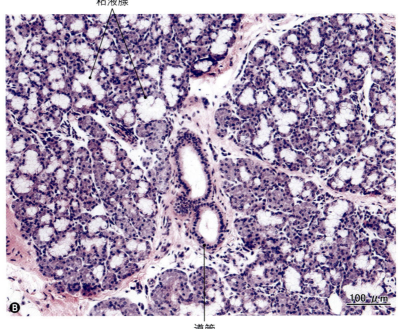

第13章 消化管

　消化管は管状の器官で，内側から**粘膜** tunica mucosa，**筋層** tunica muscularis，**漿膜** tunica serosa（場所によっては**外膜** tunica adventitia）の3層に分けられる．粘膜は消化・吸収を，筋層は消化管の運動を担い，漿膜が外側を薄く包んでいる．

　管腔に面する最内層は**粘膜上皮** epithelium によって覆われ，消化・吸収の最前線である．この上皮組織の下は**粘膜固有層** lamina propria とよばれる疎性結合組織であるが，遊走細胞を豊富に含んでおり細網組織に近い．**粘膜筋板** lamina muscularis mucosae は薄い平滑筋の層で，固有層とその下の**粘膜下組織** tela submucosa を分けている．粘膜下組織は大きい血管やリンパ管，神経に富む疎性結合組織である．筋層は粘膜の外側に位置する厚い平滑筋層で，2層の場合は内層が輪走，外層は縦走している．

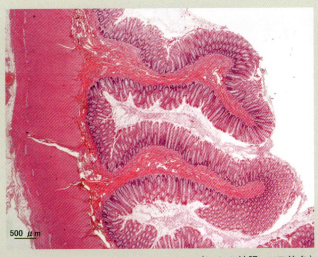

（ヒトの結腸，HE染色）

1 食道

 食道（ヒト，HE 染色）

食道 esophagus の粘膜は，厚い重層扁平上皮（粘膜上皮）で覆われる．粘膜上皮の下は粘膜固有層で，粘膜筋板によってその下の粘膜下組織から分けられる．粘膜下組織には粘液腺である**食道腺**が散在しており，分泌物は導管により食道腔に運ばれる．

食道の筋層は胃や腸と同じく，内側は輪走，外側は縦走するが，実際は緩やかにらせんを描いており，斜走筋といったほうが正確である．筋層は食道の部位によって筋の構成が異なり，口側 1/3 は横紋筋，胃側 1/3 は平滑筋であり，中間部では両者が混じっている．

筋層の外側には結合組織からなる外膜があり，周囲の結合組織と境界なく移行している．

 食道の筋層（ヒト，HE 染色）

この図は，食道の筋層を示している．ここは食道の中央部であるため，平滑筋と横紋筋が入り混じっている．

（下図）サルの噴門部（HE 染色）

食道と胃の連結部（噴門 cardia）では，厚い重層扁平上皮が突然に単層の円柱状からなる腺組織に変わる（境界部を矢印でさす）．食道下端部の内輪走筋は lower esophageal sphincter（LES）あるいは噴門括約筋とよばれる．

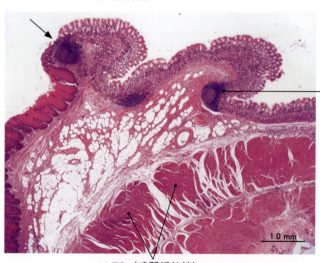

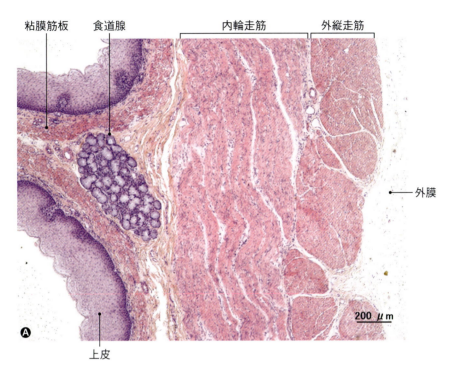

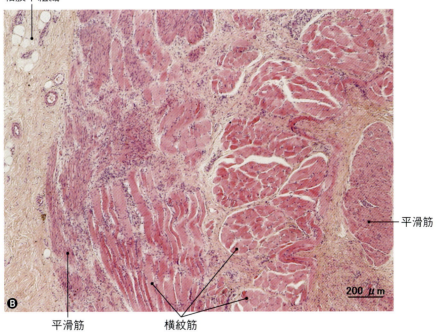

2 胃 体

A 胃体部（サル，HE染色）

　胃壁も内側より粘膜，筋層，漿膜に分けられる．筋層は平滑筋の2層からなり，内輪走筋が特に厚い．胃壁をさらに厚くしているのは，粘膜に発達する胃腺のせいである．

B 胃体部の粘膜（サル，HE染色）

　胃 stomach の粘膜には，表面からみると**胃小窩** gastric pits とよばれるくぼみが多数存在する．胃粘膜の表面および胃小窩の壁は，1層の**胃表面上皮細胞** gastric superficial epithelial cells（**表層粘液細胞** surface mucous cells）で覆われる．この細胞は典型的な粘液細胞で，通常の標本では粘液果粒は染色されにくいので，細胞質は明るく抜けてみえる．
　胃体と胃底（合わせて胃酸分泌領域という）では，胃小窩の底に**胃腺** gastric glands（**固有胃腺**または**胃底腺** fundic glands ともいう）が導管を介さずに直接開口する．胃腺は長い分枝管状腺で，ほぼ垂直に配列し，胃粘膜を厚くしている．胃腺は，壁細胞の多い**腺頚部**と主細胞の多い**腺底部**に大きく分けられる．胃腺と胃小窩の連結部は狭くなっているので，**狭部** isthmus とよぶことがある（209ページ参照）．狭部は，すべての上皮細胞の増殖部位である．

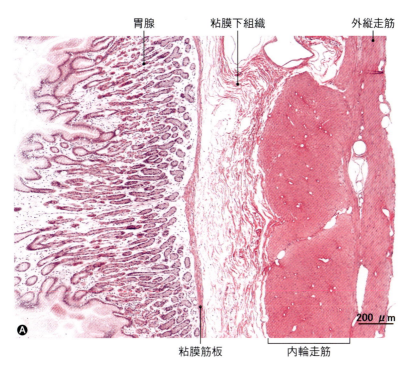

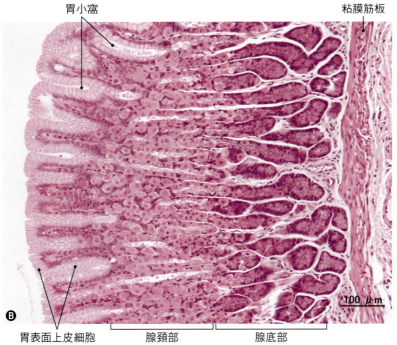

3 胃 腺 (1)

胃腺の構成細胞（サル，HE 染色）

　胃腺（胃底腺）には 4 種類の細胞，すなわち，壁細胞，主細胞，頸粘液細胞，消化管内分泌細胞が存在する．エオジン好性の大型細胞が**壁細胞** parietal cells で，腺頸部に多い．複数の核をもつ場合はめずらしくない．**主細胞** chief cells は腺底部に多く，ペプシノゲンを分泌する漿液性の細胞である．細胞の基底側には粗面小胞体が発達するので，ヘマトキシリンに暗調に染まる．ただし，膵臓や唾液腺のような漿液性細胞と異なり，HE 染色では分泌顆粒が染まりにくい．**頸粘液細胞** mucous neck cells は腺頸部に出現する粘液細胞で，**副細胞** Nebenzellen ともよばれる．壁細胞に押されるように存在すること，基底側に押しつけられたいびつな暗調な核をもつことが特徴である．

胃腺の粘液分泌細胞（PAS 染色＋ヘマトキシリン核染色）

　頸粘液細胞の粘液顆粒を PAS 染色で染めることができる．胃表面上皮細胞に比べると，分泌顆粒の染色性は弱いが，壁細胞にはさまれるように存在する頸粘液細胞が容易に識別される．

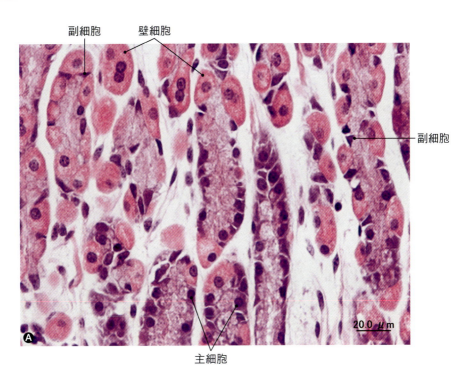

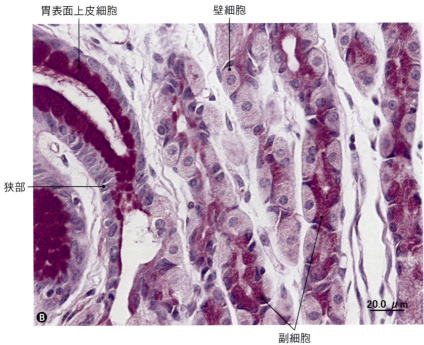

4 胃　腺 (2)

A　壁細胞と主細胞（サル，HE 染色）

壁細胞は，核も細胞質も丸い．それに対し，主細胞の核は基底側によっている．主細胞の核の近くには，ヘマトキシリンで暗調に染まるエルガストプラズマが確認できる．

B　主細胞と頸粘液細胞

頸粘液細胞（副細胞）は主細胞の前駆細胞であり，徐々に変化するので，両者の区別がつきにくいことは事実である．しかし，タンパク質性の果粒成分を染める染色を行えば，主細胞の果粒が濃染するのに対し，頸粘液細胞のそれは染まりにくいので，容易に識別できる．

（下図）ウサギの胃腺（Golgi 鍍銀法）

壁細胞のなかには，**細胞内分泌細管** intracellular secretory canaliculi が発達するが（38ページ参照），鍍銀法によってそれを染め出したのが下図である．

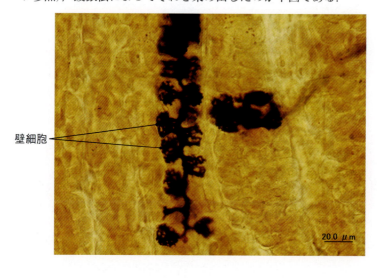

壁細胞

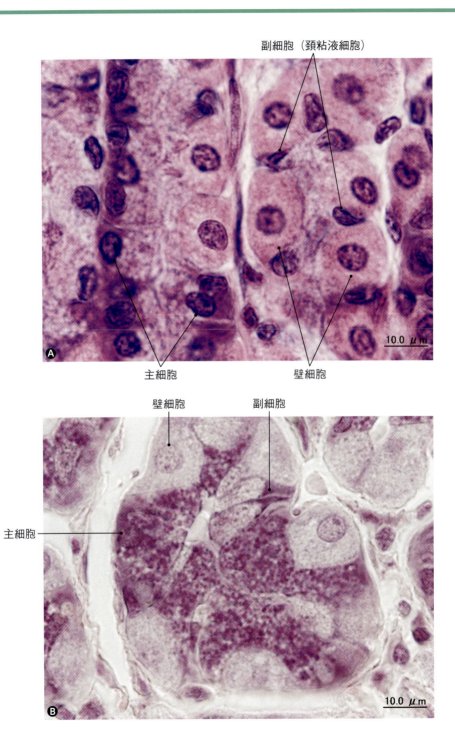

5 幽門腺

 幽門腺（ヒト，HE染色）

　幽門部 pyloric antrum（または**幽門前庭** pyloric antrum）の粘膜の構造は，基本的には胃体部粘膜と同じであるが，幽門部では深い胃小窩に純粋な粘液腺である**幽門腺** pyloric gland が開いている．

　幽門部においても，胃の表面と胃小窩の壁は胃表面上皮細胞で覆われる．この細胞は粘液物質を大量に含むため，PAS染色を行うと強い陽性反応を示し，管腔側の細胞質が赤紫色に染まる（下図）．幽門腺の腺底部の粘液物質も同じく染まる．

 幽門腺（ヒト，HE染色）

　図Aの一部を拡大したものである．腺頸部は細くなっていること以外に特徴はない．しかし，ここには**ガストリン** gastrin などを分泌する**内分泌細胞**が集中している（222ページ参照）．

（下図）ヒトの幽門部（PAS染色）

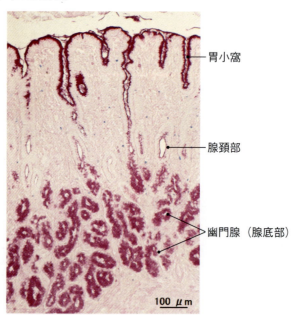

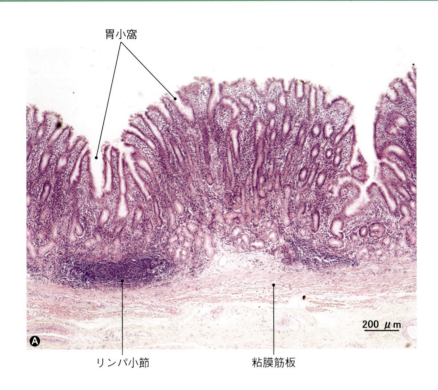

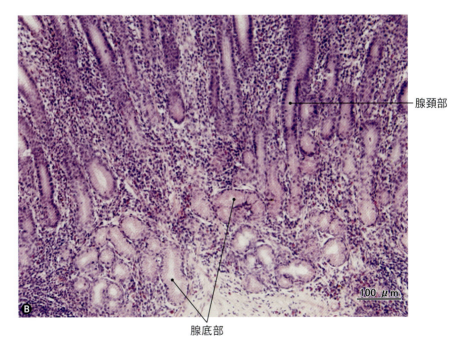

6 腸 管 (1)

十二指腸(ヒト,HE 染色)

　この図は1枚の粘膜ヒダを示している．中央に**十二指腸腺** duodenal gland（ブルンネル腺 Brunner gland ともいう）を含む粘膜下組織があり，両サイドに粘膜筋板，陰窩と絨毛が位置する．

十二指腸腺と陰窩(ヒト,HE 染色)

　十二指腸腺の本体は粘膜下組織にあるが，一部は粘膜筋板の上にもある．図で示すように十二指腸腺の終末部が陰窩に連結することから，十二指腸腺の分泌物は直接陰窩に注ぐことがわかる．十二指腸腺には，導管は備わっていない．
　この腺から分泌されるアルカリ性の分泌物は，胃から送られてきた酸性内容物から腸の粘膜を守る働きがある．

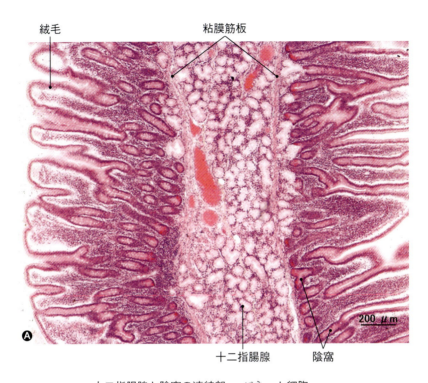

Ⓐ 絨毛 / 粘膜筋板 / 十二指腸腺 / 陰窩

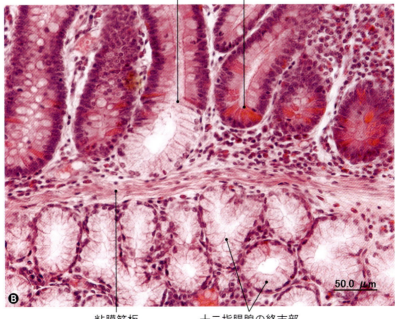

Ⓑ 十二指腸腺と陰窩の連結部 / パネート細胞 / 粘膜筋板 / 十二指腸腺の終末部

7 腸 管 (2)

A 絨毛と陰窩（ヒトの空腸，HE 染色）

小腸 small intestine の粘膜は，粘膜の突起である**絨毛** villi と，上皮の落ち込みである**陰窩** crypts とからなり，すべて単層の円柱上皮で覆われる．絨毛を栄養素の吸収の場とすると，陰窩は消化液を分泌する腺に相当し，**腸腺**とよばれる．

B 腸の上皮細胞（サルの空腸，HE 染色）

絨毛の上皮細胞を構成する細胞の大部分が**円柱上皮細胞** columnar epithelial cells（または**吸収上皮細胞** absorptive epithelial cells）で，2 番目に多い細胞が**杯細胞** goblet cells である．円柱上皮細胞の細長い核はやや基底側によっている．管腔側には微絨毛が密生しており，**線条縁** striated border としてみえる（16 ページ参照）．杯細胞はワイングラスの形に似ており，ワインが入る部分に粘液果粒が充満している．HE 染色では，この果粒成分は染まりにくいため，明るくみえる．

円柱上皮細胞の核の列から離れて濃染する小型の丸い核は，**上皮内リンパ球** intraepithelial lymphocytes のものである．

絨毛の中心部にみえる空所は**中心リンパ管** central lacteal（または中心乳糜腔）で，脂肪の運搬を担う特別なリンパ管である．

（下図）サルの空腸（PAS 染色＋ヘマトキシリン核染）

PAS 反応（過ヨウ素酸シッフ反応 periodic acid Schiff reaction）は，糖質の染色に日常的に用いられる方法で，粘液成分など種々の糖質を赤紫色に染める．下図では，杯細胞のほか分泌された粘液と線条縁の**糖衣** sugar coat が染まっている．

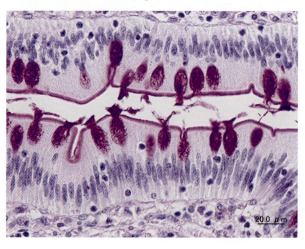

第13章 消化管 217

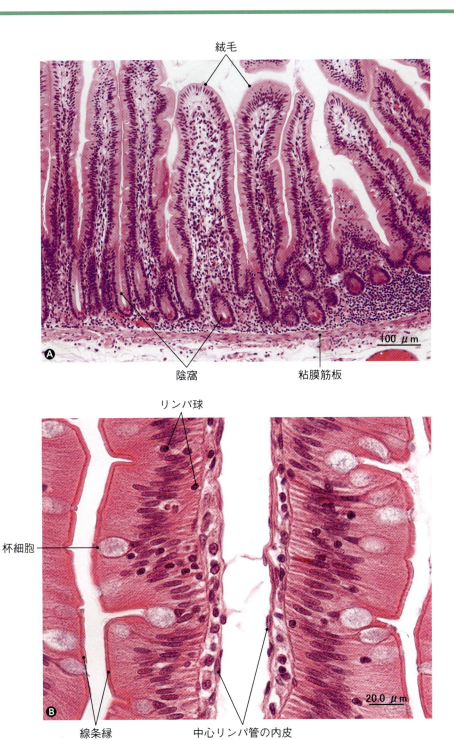

8 腸 管 (3)

A パネート細胞（ヒトの空腸，HE 染色）

　陰窩の底部には，エオジンで強く染まる大型の分泌顆粒をもつ**パネート細胞** Paneth cells が集まっている．この図では同定できないが，腸上皮の幹細胞は，パネート細胞の間とパネート細胞群のすぐ上に位置するとされている．

　陰窩は消化液を分泌する腺であると同時に，各種上皮細胞の分化増殖の場にもなっている．したがって，陰窩の全体にわたって分裂中の細胞（染色体）が頻繁に観察される．陰窩の上皮の主体は円柱上皮細胞であるが，絨毛のそれに比べて，丈が低く線条縁は不鮮明で，未分化細胞の性格が強い．

B 大腸（ヒトの結腸，HE 染色）

　小腸と大腸の違いは，大腸には絨毛がないことであり，陰窩が連続したものとみなすことができる．粘膜上皮を構成する細胞の特徴は，杯細胞が多いことと，パネート細胞が存在しないことである．粘膜表層の，陰窩の口の間の部分は円柱上皮細胞で覆われるが，陰窩の大部分は杯細胞で占められる．

（下図）ヒトの虫垂（HE 染色）

　虫垂 appendix vermiformis の構造は基本的には大腸のそれと変わらないが，杯細胞が少ないこと，陰窩の底にはパネート細胞が出現する点で異なる．虫垂の粘膜固有層から粘膜下組織にかけて胚中心をもつリンパ小節が多数存在するのが特徴で，一種の**集合リンパ小節**とみなすことができる．

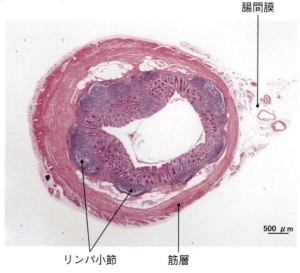

腸間膜
リンパ小節　筋層
500 μm

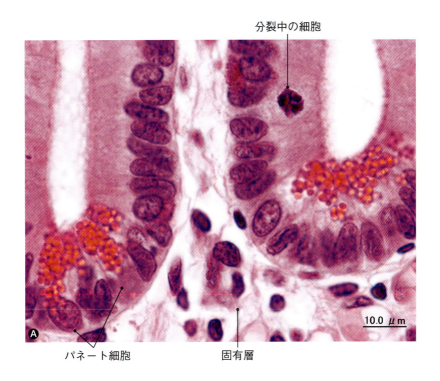

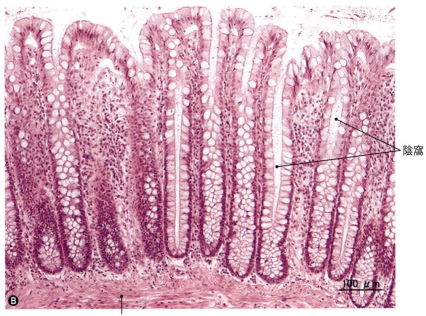

9 腸 管 (4)

粘膜下神経叢（ヒトの空腸，HE 染色）

　消化管は独自の神経系を発達させている．消化管に分布する神経の全体を**壁内神経叢** intramural nerve plexus とよび，密な神経網を形成するいくつかの叢に分けられる．特に，粘膜下組織と筋層間には神経節が存在する．

　マイスネルの粘膜下神経叢 submucosal plexus of Meissner は，粘膜下組織に発達する神経網である．ここでは，神経節が疎性結合組織中に散在し，その間を神経線維束が連絡している．神経節は大型円形の核をもつ神経細胞と，小型の核をもつ**衛星細胞** satellite cells とからなる（矢印）．

筋間神経叢（ヒトの回腸，HE 染色）

　輪走筋と縦走筋の間には，**アウエルバッハの筋間神経叢** myenteric plexus of Auerbach が広がっている．この神経叢は，一定の間隔で散在する大型の神経節と，その間を結ぶ神経線維束からなる．

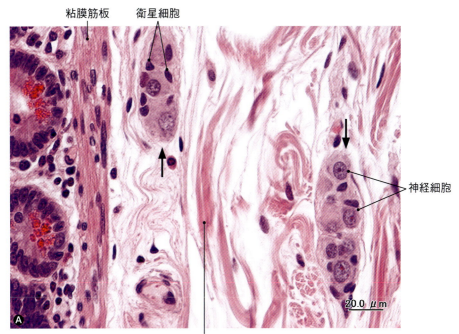

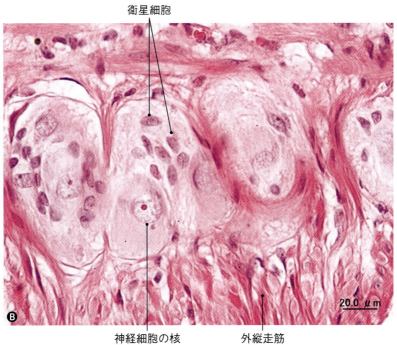

10 腸 管 (5)

 基底果粒細胞（サルの空腸，HE 染色）

　腸上皮の 4 番目の細胞要素として，**内分泌細胞** gut endocrine cells がある．古くから，細胞の基底側に小型の果粒をもつ細胞（**基底果粒細胞** basal granulated cells）として認められていた．これらは，上皮内に散在しており，ホルモンの種類によって 10 種類以上に分類される．通常の HE 染色標本では，一部の細胞の分泌果粒がエオジンに染まる．また，細胞質がまわりの円柱上皮細胞に比べて明るいことが特徴である（明調細胞）．

 基底果粒細胞（ヒト胎児の十二指腸，Grimelius 鍍銀法）

　グリメリウス鍍銀法は，消化管内分泌細胞の検索によく使われてきた染色法である．現在では，抗体を用いた免疫組織化学が一般的である．陽性細胞は黒く染まる果粒をもつ細胞と褐色の果粒をもつ細胞に区別できる．

　十二指腸の陰窩では内分泌細胞が多く，さらに胎児では密度が高い．これらの内分泌細胞は，腸では細胞の突起が管腔に達する開放型 open type の細胞である．

（下図）ヒトの幽門部（ガストリンの免疫組織化学＋ヘマトキシリン核染）

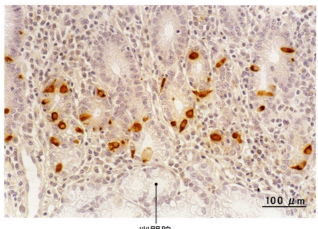

幽門腺

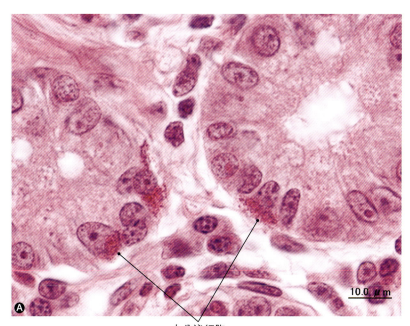

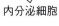
内分泌細胞

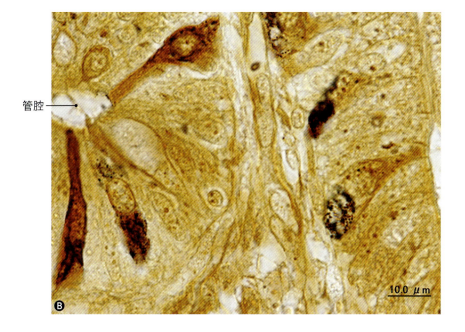
管腔

第14章 肝臓, 胆嚢, 膵臓

　肝臓 liver と膵臓 pancreas は，消化管に付随する大きな外分泌腺である．肝臓の実質をつくる肝細胞は胆汁を産生・分泌する腺細胞であり，ヘリング管は介在部に，小葉間胆管以降は導管に相当する．一方で，肝臓は糖，脂質およびタンパク質の代謝，有害物質や不用産物の分解など，重要な働きを多くもつ．肝細胞は血液との間で活発な物質交換を行うため，迷路のように発達した洞様毛細血管と広い面積で接触している．

　膵臓は消化酵素に富むアルカリ性の液を分泌する外分泌腺である．腺房細胞とよばれる漿液性の腺細胞が終末部をつくり，介在部，導管が区別できる．この外分泌組織のなかに，内分泌細胞が集まってできた膵島 pancreatic islets（ランゲルハンス島）が点在している．したがって，膵臓は外分泌と内分泌の混合腺であるといえる．膵島は，糖代謝に重要なホルモン（インスリンとグルカゴン）を分泌する．

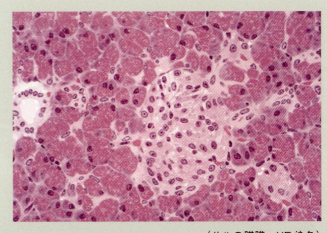

（サルの膵臓，HE染色）

1 肝　臓（1）

 肝小葉（ブタの肝臓，MG 染色）

　肝臓 liver の実質は結合組織で仕切られて小葉構造をとる．しかし，ヒトの肝臓では**小葉間結合組織** interlobular connective tissue が不連続であるため，小葉の形がはっきりしない．その点ブタの肝臓は，小葉間結合組織（緑色の部分）が発達しているので，小葉の輪郭が明瞭である．

　機能上の単位でもある**肝小葉** hepatic lobules の形は，切片上で観察すると六角形ないし五角形にみえるが，実際は多面体である．また，隣接する小葉はしばしば融合し，複合肝小葉の形をとっており，肝臓は六角柱の小葉が集まってできているわけではない．小葉の中心には静脈があり，**中心静脈** central vein とよばれる．

 肝小葉（ヒトの肝臓，HE 染色）

　ヒトの肝臓では，小葉間結合組織は小葉の角の部分にだけみられる．点在する小葉間結合組織をつなぐと六角形ないし五角形になり，中心部に中心静脈が位置する．

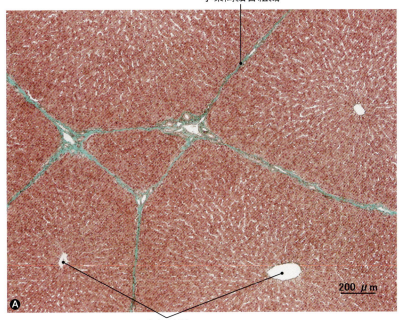

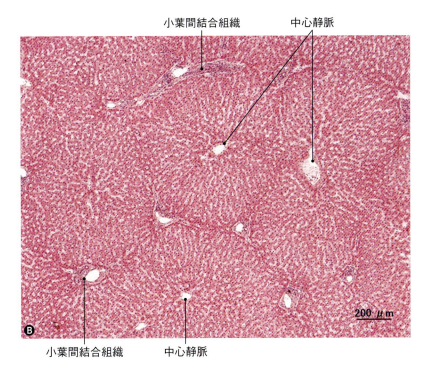

2 肝　臓 (2)

A　小葉間結合組織（ヒトの肝臓，HE染色）

　小葉間結合組織はグリソン鞘 Glisson sheath ともよばれ，疎性結合組織からなる．小葉の角，特に3つの小葉が接するところには，動脈（小葉間動脈），静脈（小葉間静脈），胆管（小葉間胆管）の3つがそろっており，肝臓の**3つ組み** hepatic triad とよばれる．この3つ組みはリンパ管を伴うことがある．小葉間静脈は門脈に由来し，腸管で吸収された栄養物質を運ぶ機能血管である．

B　肝細胞板と類洞（ヒトの肝臓，HE染色）

　肝臓の実質は**肝細胞** hepatocytes が板状に連なった**肝細胞板** hepatic cell plate からできている．組織切片では，索状にみえるので**肝細胞索** hepatic cell cord ともいう．肝細胞板は分岐吻合しながら中心静脈に向かって配列する．肝細胞は多面体の細胞で，大型円形の核を細胞中央に1～2個もっている．酸好性を示す細胞質は非常に豊富で，細胞小器官のほかグリコゲン，脂肪滴，リポフスチン色素をいろいろな程度に含む．

　強拡大（100倍の油浸レンズ）で観察すると，肝細胞と肝細胞の間に小管状ないし溝状の**毛細胆管** bile canaliculi（図中の矢印）がみえる．また肝細胞板の間には広い内腔をもつ毛細血管，すなわち**類洞**（洞様毛細血管）sinusoids が走る．類洞の壁は一層の薄い内皮細胞からなり，暗調で扁平な核だけを識別できる．類洞のなかに，細胞質突起を伸ばす不整形の細胞が出現し，しばしば炭素粒子などの異物や血球を保有している．これは，肝臓に定住するマクロファージで，**クッパー細胞** Kupffer cells とよばれる．

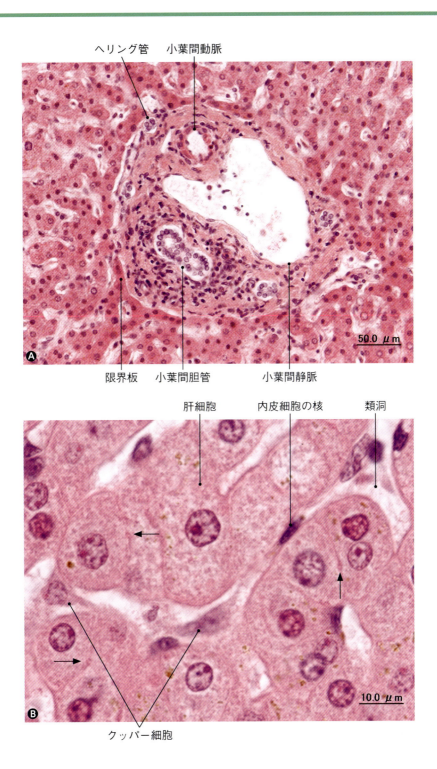

3 肝 臓（3）

 脂肪摂取細胞（サルの肝臓，HE 染色）

　肝細胞板と類洞の間のスペースを**ディッセ腔** Disse space（または**類洞周囲腔**）という．この隙間は非常に狭く，通常の組織切片では観察できない．ディッセ腔には，**伊東細胞** Ito cells（または**星細胞** stellate cells）とよばれる**脂肪摂取細胞** fat-storing cells が散在する．

　この図のように，伊東細胞が大型の脂肪滴を含む場合は通常の切片でも観察できるが，脂肪染色やオスミウム固定をすれば同定は容易になる．より特異的な染色法として，下の図で示す鍍金法や Golgi 鍍銀法がある．この細胞は，脂肪を蓄える能力，特に脂溶性のビタミン A をさかんに取り込むことができる．

 肝臓の銀好性線維（ヒトの肝臓，Gomori 鍍銀法）

　肝細胞板を支え，強度を与える構造として，細胞のまわりに細網線維（好銀性を示すので，**銀好性線維**という）が取り巻いている．これらの線維は伊東細胞が産生したもので，ディッセ腔を走る．ディッセ腔の位置をとらえることはむずかしいが，細網線維が存在するところがディッセ腔と考えればよい．

（下図）ブタの肝臓の鍍金染色
（東京医科歯科大　和氣健二郎名誉教授の標本）

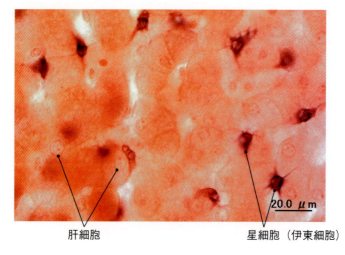

肝細胞　　　　　　　星細胞（伊東細胞）

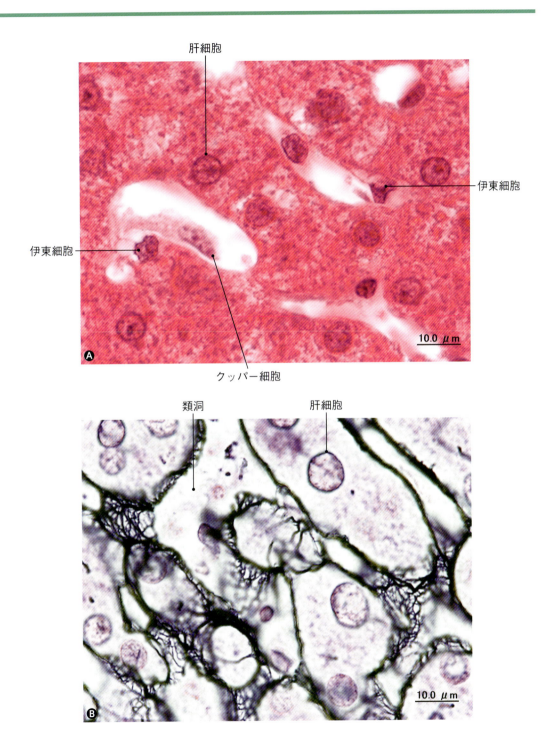

4 肝　臓 (4)

A　クッパー細胞（ウサギ，カルミンの血管投与後の標本）

　類洞のなかに住むクッパー細胞は活発な食作用を発揮し，生体の防御機構に関与する．特に血中の異物や老廃物を処理する．生きている動物に色素（赤いカルミン）を血管内に投与すると，肝臓ではクッパー細胞がこれらを取り込み赤くみえる．しかし，血管内皮細胞にもクッパー細胞に劣らない取り込み能力がある．類洞の内皮細胞は，古くからの考えである**細網内皮系** reticulo-endothelial system（RES）の重要なメンバーである．

B　クッパー細胞（ラット，ガレクチンの免疫組織化学＋ヘマトキシリン核染）

　クッパー細胞を選択的に染めるには，マクロファージのマーカー物質や特異抗体を利用すればよい．ここでは，レクチンの一種であるガレクチン 3 に対する抗体でクッパー細胞を染色した．
　類洞内に突起を伸ばす細胞（こげ茶色）が多数観察される．

第14章 肝臓，胆嚢，膵臓 233

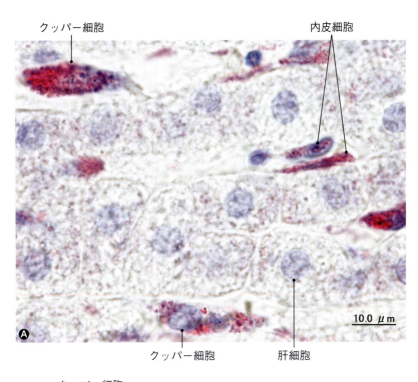

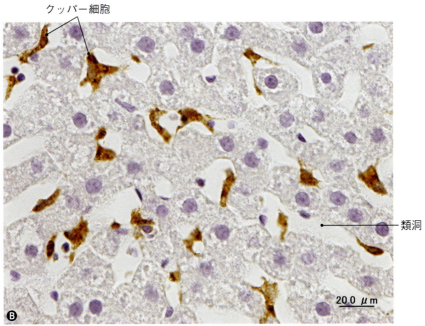

5 肝　臓 (5)

　毛細胆管（ラットの肝臓，Golgi 鍍銀法）

　2つの肝細胞の接触面のほぼ中央に**毛細胆管**がある．固定条件がよければ通常の組織標本でも，十分みることができる（228 ページ参照）．毛細胆管を選択的に染める方法として，古くから鍍銀法が用いられてきた．それにより毛細胆管の分岐の仕方，盲端に終わるところなどを詳しくみることができる．毛細胆管は分枝，吻合を繰り返し，全体として立体的な網目構造となる．このことから，肝臓を**網状腺**と考えることができる．

　胆嚢（サルの肝臓，HE 染色）

　胆嚢 gall bladder は袋状の器官で，内面には多数の粘膜ヒダをつくる．ヒダを含めて胆嚢の内面は単層の円柱上皮で覆われる．上皮は粘膜固有層を経て下層の筋層に続くが，消化管のような密な筋層ではなく，結合組織のなかに平滑筋線維束がまばらに配列している．
　この図のように，肝臓に接する領域では，肝臓の**線維膜**に境界なく移行している．

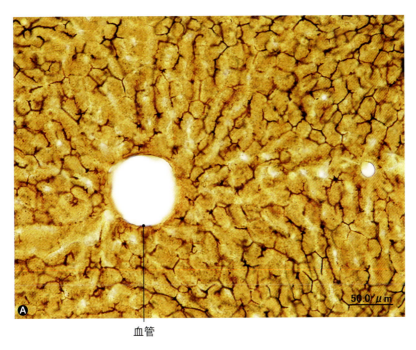

血管

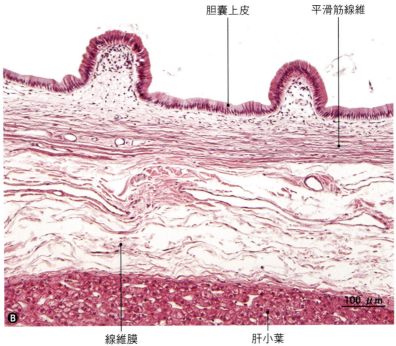

胆嚢上皮　　　平滑筋線維

線維膜　　　肝小葉

6 膵臓 (1)

膵臓の外分泌と内分泌（ヒトの膵臓，HE 染色）

膵臓は重要な消化酵素を分泌する漿液性の外分泌腺である．また，内分泌組織として膵島（ランゲルハンス島）を含んでいる．

外分泌部 exocrine pancreas は，終末部のほか**介在部** intercalated duct と**導管** secretory duct を備えている．導管の内面は単層の立方ないし円柱上皮で覆われ，太いところでは2層の上皮となる．小葉内導管と小葉間導管を区別するが，全般に小葉間結合組織が発達していないので，この区別はさほど重要ではない．

介在部と導管（サルの膵臓，HE 染色）

導管は枝分かれして，比較的長い介在部に移行する．唾液腺でみられた線条部はない．介在部をつくる細胞は，丈が低い単層の上皮細胞で，細長い核と明るい細胞質をもつ．**終末部** terminal portion はほぼ球形で小さく，ブドウの房に似ているので**腺房** acinus とよばれる．

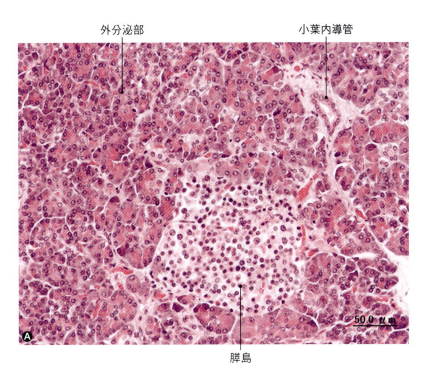

外分泌部　　　小葉内導管

膵島

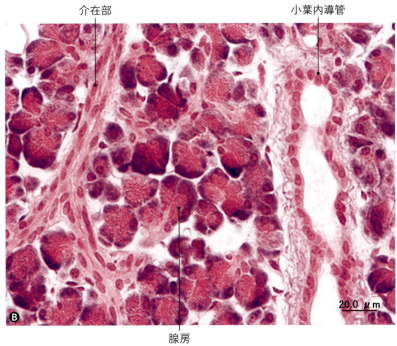

介在部　　　小葉内導管

腺房

7 膵　臓 (2)

A　終末部と腺房中心細胞（ヒトの膵臓，HE染色）

　腺房は，分泌顆粒をもつ**腺房細胞** acinar cells が狭い腺腔を囲んでできている．腺房細胞はタンパク質産生細胞であるので，細胞の基底側には粗面小胞体の集合体である**エルガストプラズマ**がみえる．腺房のなかに明調な**腺房中心細胞** centroacinar cells が観察される．これは介在部細胞が腺房のなかに進入したものであるから，介在部細胞と同じく明るい核と明るい細胞質をもっている．

　腺房中心細胞と介在部は重炭酸塩を含む大量の水を分泌する．このため膵液はアルカリ性の液体となり，十二指腸で酸性の胃内容物を中和する働きがある．

B　膵臓の内分泌部（ヒトの膵臓，アザン染色）

　内分泌部 endocrine pancreas は外分泌部のなかに島状の細胞集団，**膵島** pancreatic islets（ランゲルハンス島 islets of Langerhans）をつくる．膵島内では，内分泌細胞が索状に配列し，その間には毛細血管が発達する．膵島には少なくとも次の4種類の内分泌細胞が存在し，それぞれ異なるペプチドホルモンを分泌する．

　A細胞（グルカゴン細胞），B細胞（インスリン細胞），D細胞（ソマトスタチン細胞），PP細胞（膵ポリペプチド細胞）．

　膵島細胞を染め分けるときは，アザン染色，アルデヒドフクシン-Masson-Goldner（AF-MG）染色などが用いられる．ここで用いたアザン染色では，A細胞がオレンジ色に，D細胞が水色に染まり，B細胞は色素嫌性の態度をとる．膵島の周囲を膠原線維の薄層からなる被膜が覆っている．

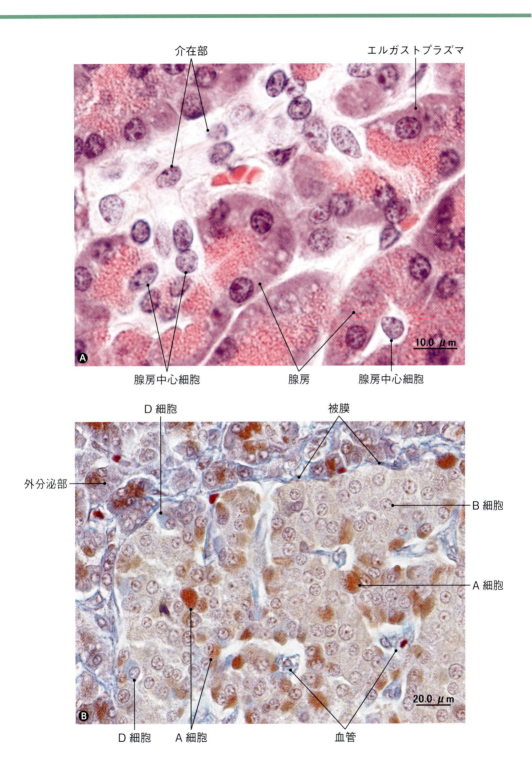

8 膵　臓 (3)

　膵島の 3 種の内分泌細胞（ヒトの膵臓，3 枚の連続切片，免疫組織化学）

図 A：インスリン insulin（B 細胞）
図 B：グルカゴン glucagon（A 細胞）
図 C：ソマトスタチン somatostatin（D 細胞）

　膵臓の 4 種類の内分泌細胞を染め分けるには，それぞれの細胞が含有するホルモンに対する抗体を用いた免疫組織化学が適切である．

　ネズミやウサギでは，B 細胞は島の中央部の大部分を占め，A と D 細胞は島の辺縁部を占めるが（下図），ヒトでは A と D 細胞は B 細胞の間に不規則に散在しているようにみえる．しかし，膵島が小葉に分かれるとみなせば，各小葉の辺縁部に A と D 細胞が位置しており，内分泌細胞の分布傾向は動物間で共通しているといえる．PP 細胞はヒトではごく少数で，まったく膵島に含まれない場合も多い．

（下図）マウスの膵臓，インスリン（緑）とグルカゴン（赤）の二重免疫染色

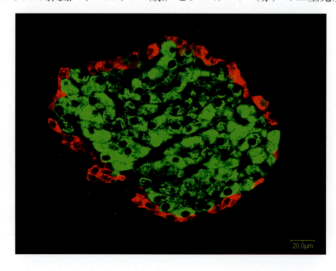

第14章 肝臓，胆囊，膵臓　241

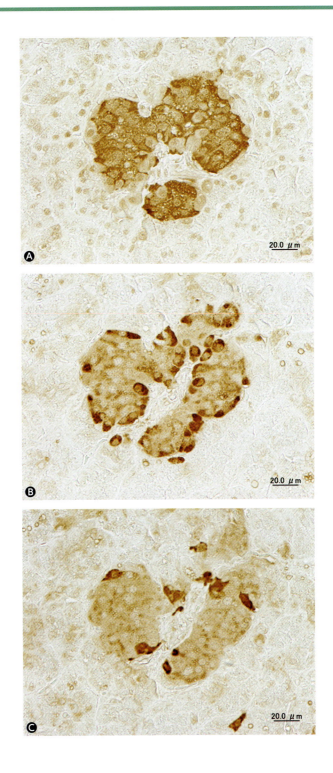

第15章 呼吸器

　呼吸器 respiratory organs は，ガス交換を行う肺 lung と，そこへ空気を送りこむ気道 airway とからなる．気道は鼻腔に始まり，咽頭，喉頭，気管，気管支までをいうが，顕微鏡レベルでは肺のなかの終末細気管支あるいは呼吸細気管支までを気道に含める．気道の内面は粘膜で覆われ，上皮は原則として多列線毛上皮である．上皮の内面は粘液でぬれており，この液層は線毛運動によって，たえず鼻腔のほうへ流動している．気道にはガラス軟骨が存在し，管腔の維持に重要である．

　ガス交換の場である肺胞の壁は，きわめて発達した毛細血管網を含んでおり，血液は血管内皮と薄い肺胞上皮を通して空気に接することができる．呼吸に伴う肺胞の拡張は受動的に起こり，収縮は肺胞壁にある豊富な弾性線維系によって起こる．

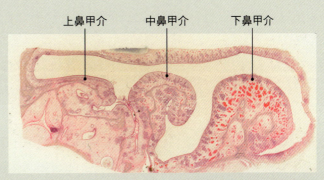

（ヒトの鼻腔の全体像，HE 染色）

1 鼻腔と喉頭

A 鼻腔の呼吸部粘膜（ヒト，HE染色）

鼻腔 nasal cavity は気道の始まりの部分で，嗅覚器官を兼ねている（嗅覚器については356ページ参照）．鼻腔は外鼻孔から**皮膚部** cutaneous area，**呼吸部** respiratory area，嗅覚をつかさどる**嗅部** olfactory area に分けられる．

呼吸部，特に下鼻甲介の粘膜は非常に厚く，深部には**静脈叢**が発達する．呼吸部の粘膜上皮は**多列線毛上皮**からなり，杯細胞がいろいろな程度に混じる．上皮下の固有層には，粘液・漿液混合性の**鼻腺**が存在し，分泌物は短い導管によって上皮表面に運ばれる．

B 喉頭（ヒト，HE染色）

下図は**喉頭** larynx の**前庭ヒダ** vestibular fold と**声帯ヒダ** vocal fold を示す．矢印で咽頭側をさす．図Bはその一部を拡大してある．両ヒダの間の深い溝を**喉頭室**という．前庭ヒダの中心部に混合腺である**喉頭腺**が，声帯ヒダの内部に**声帯筋**がみられる．喉頭の粘膜上皮は，部位により多列線毛上皮の場合と重層扁平上皮の場合がある．この標本では，前庭ヒダは重層扁平上皮，声帯ヒダは多列線毛上皮で覆われている．

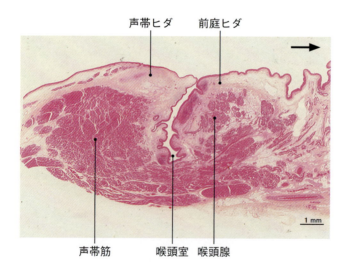

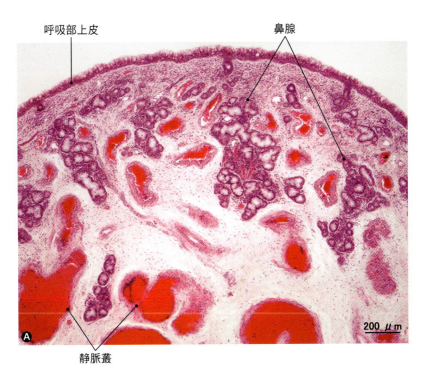

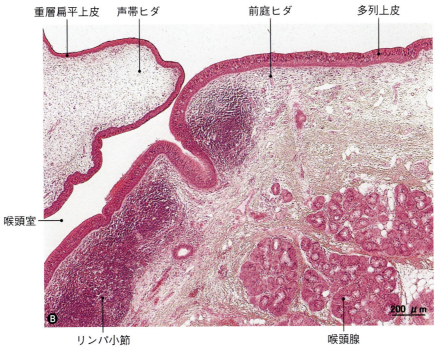

2 気管

 気管（ヒト，HE 染色）

　C 字形をした**気管軟骨**（ガラス軟骨）が**気管** trachea の支柱をつくる．軟骨の内側は粘膜が，外側は疎性結合組織からなる外膜が占める．気管の後壁では軟骨が欠如しており，**膜性壁** membranous wall とよぶ（下図）．膜性壁には**気管筋**とよばれる平滑筋が横走し，軟骨輪の両端を連結している．気管軟骨の内側，特に軟骨輪の隙間に，また膜性壁では平滑筋束の外側に，粘液性（混合腺の部分もある）の**気管腺**の終末部が存在し，導管によって気管腔に開口する．

 気管の粘膜上皮（ヒト，HE 染色）

　気管の粘膜上皮は，多列線毛上皮である．上皮内には杯細胞が散在しているが場所により出現頻度が異なる．上皮の基底側には，小型で丸い核をもつ**基底細胞** basal cells が並んでいる．気道の上皮はたえず外来抗原に曝されているので，リンパ球や果粒球が多数進入している．上皮下に均質無構造の層があり，基底膜といえるだろう．

（下図）ヒトの気管（HE 染色）

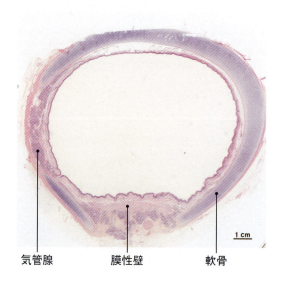

気管腺　　膜性壁　　軟骨

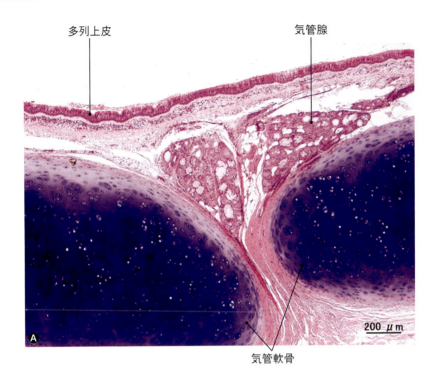

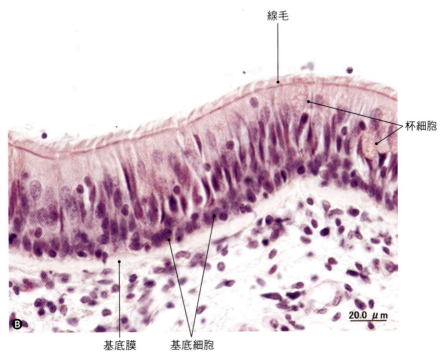

3 肺 (1)

区域気管支（ヒトの肺，HE染色）

気管支 bronchi は肺のなかで分枝を繰り返し，次第に細くなる．まず区域気管支，次いで区域気管支枝となり，肺小葉 pulmonary lobules に入るときに太さ約 1 mm の細気管支 bronchioles になる．図 A では，軟骨が付随しており，区域気管支あるいは区域気管支枝のレベルである．

細気管支（ヒトの肺，HE染色）

細気管支になると軟骨片が完全になくなり，かわりに平滑筋が出現する．平滑筋が収縮するため，粘膜上皮がヒダ状になる．収縮していることを考慮すると，径は約 1mm になる．

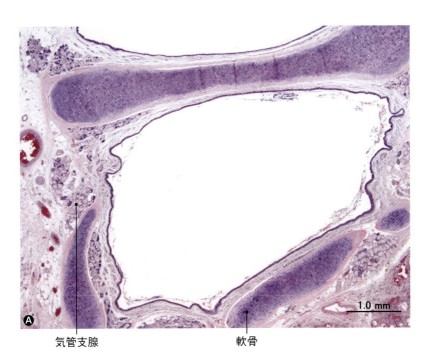

気管支腺　　　　　　　軟骨

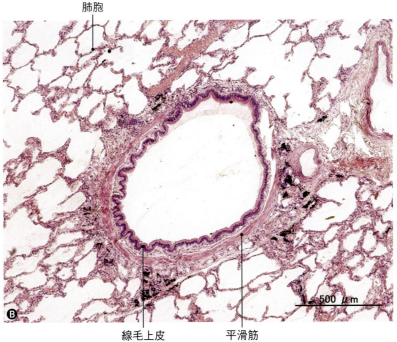

線毛上皮　平滑筋

4 肺 (2)

A 終末細気管支（ヒトの肺，HE 染色）

細気管支は小葉内でさらに分枝し，気道の末端にあたる**終末細気管支** terminal bronchioles になる．ここの気道上皮は多列上皮ではなく，単層の線毛上皮になり，基底細胞や杯細胞は含まない．気道に寄り添う径の大きい血管は肺動脈の枝である．

B 呼吸細気管支（ヒトの肺，HE 染色）

終末細気管支はさらに 2〜3 本に分岐し，壁の一部に肺胞を備えるようになり，**呼吸細気管支** respiratory bronchioles とよばれる．気道の単層上皮が部分的に途切れる（一周していない）ことで，区別できる．

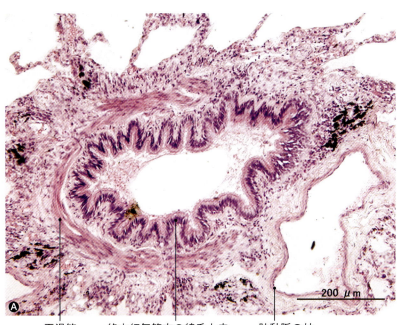

平滑筋　　終末細気管支の線毛上皮　　肺動脈の枝

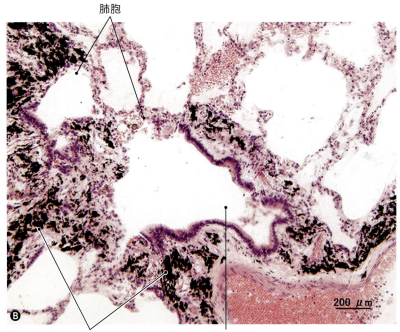

肺胞

炭素粉を取り込んだマクロファージ　　呼吸細気管支

5 肺 (3)

A クララ細胞（ヒトの肺，サーファクタントの免疫組織化学）

終末細気管支や呼吸細気管支の上皮では，線毛細胞に混じって線毛をもたない**クララ細胞** Clara cells（**クラブ細胞** club cells ともいう）が散在性に出現する．管腔側の細胞質が盛り上がっているのが特徴の1つであるが，はっきりしない場合も多い．サーファクタント（表面活性物質）を分泌するので，これに対する抗体で免疫組織化学的に染めることができる．

B 肺胞管（ヒトの肺，HE 染色）

呼吸細気管支で気道は終わり，数本の**肺胞管** alveolar ducts に移行する．肺胞管の盲端部は袋状になり，**肺胞嚢** alveolar sacs とよばれる（下図）．肺胞管と肺胞嚢の壁は半球状の**肺胞** alveoli が連なってできており，ここでガス交換が行われる．**肺胞中隔** alveolar septa（矢印）とは隣接する肺胞の間にある薄い隔壁をさす．

肺胞管では肺胞が連続するが，気道の名残を残しており，通路状に肺胞が並ぶ部位である．また肺胞中隔の先端がふくらみ（矢印），この部分を平滑筋線維と弾性線維が走り，ときに断片化した上皮の一部をみる．

（下図）胎児の肺（HE 染色）

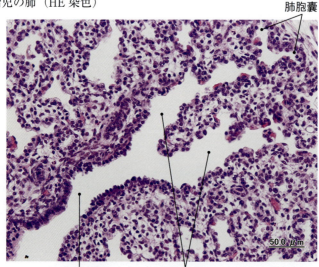

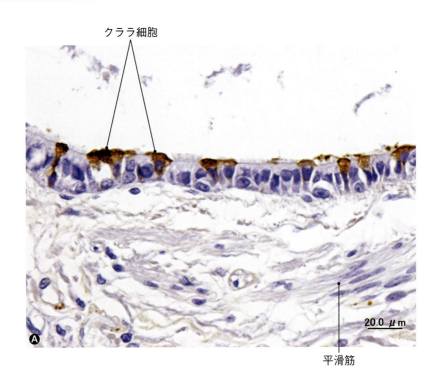

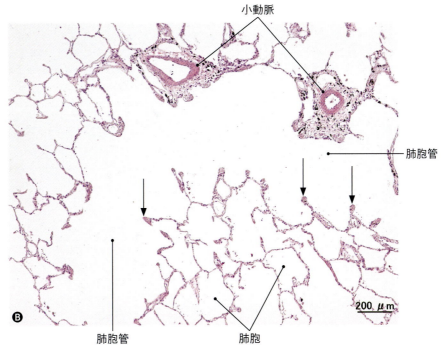

6 肺 (4)

 肺胞上皮（ヒト，サーファクタントの免疫組織化学＋ヘマトキシリン核染）

　肺胞壁を単層の**肺胞上皮**が覆っている．肺胞上皮は，2種類の細胞からなる．**扁平肺胞細胞** squamous alveolar cells（Ⅰ型肺胞上皮細胞）はやや押しつぶされた核をもち，シート状に肺胞壁を覆っている．核だけしかみえないのが特徴である．一方，**大肺胞細胞** great alveolar cells（Ⅱ型肺胞上皮細胞）は丸い核と豊かな細胞質をもち，肺胞腔に膨隆している．この図では，サーファクタントタンパク質に対する抗体でこげ茶色に染めてある．HE染色では，明るい細胞質が空胞状にみえる．

 肺胞マクロファージ（ヒト，HE染色）

　肺胞腔には，多数の**肺胞マクロファージ** alveolar macrophages が観察される．細胞質に取り込んだ炭素粒子などがみられ，**塵埃細胞** dust cells ともいう．肺胞壁に付着しているものより，宙に浮いているものが多い．
　肺胞マクロファージは，終末細気管支など気道末梢部の管腔内にも多数出現する．

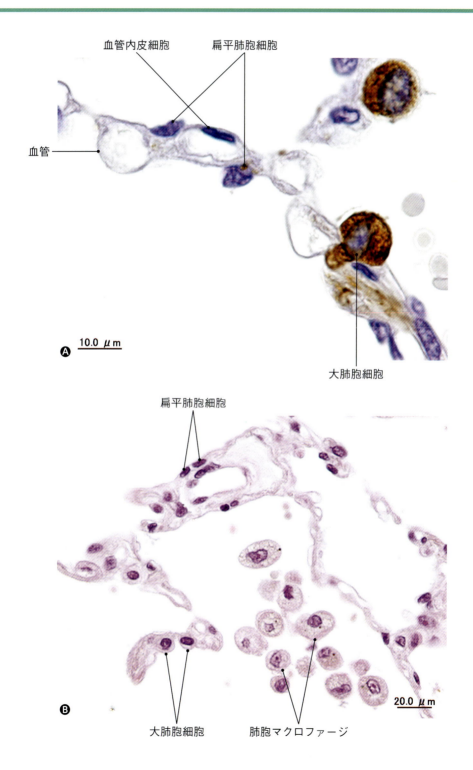

7 肺 (5)

A 肺の弾性線維（ラットの肺，厚い切片のアルデヒドフクシン染色）

肺の組織には弾性線維が大量に含まれる．弾性線維は肺の表面を覆う**肺胸膜**，細気管支の粘膜固有層，肺胞中隔などに豊富に存在する．特に，細気管支の固有層では厚い弾性板が管腔を取り巻いている．肺胞の部分では，弾性線維が半円ではなく閉じた円になっている．これは肺胞中隔の先端では，弾性線維が肺胞の口（肺胞壁の先端部）を取り囲んで一周しているためである．

B 肺の内分泌細胞（ヒト7か月胎児の肺，Grimelius 鍍銀法）

気道の粘膜上皮には，消化管内分泌細胞に似た細胞が出現する．HE 染色標本でこれらの細胞をみつけるのは困難であるが，鍍銀法や免疫組織化学で選択的に染めることができる．

鍍銀染色では，黒褐色の小さな果粒が細胞の基底側に集まっており（基底果粒細胞），内分泌細胞であることがわかる．これらは，比較的細い気管支の上皮内に，単独にあるいは小集団をつくって分布する．ウサギ（下図）やカメなどの動物では，この細胞集団に求心性の神経が密に分布しており，**神経上皮小体** neuroepithelial bodies とよばれる．

これらの内分泌細胞は胎児や新生児では多いが，生後急速に減少するので，呼吸開始時に機能しているものと考えられる．

（下図）ウサギの新生子の肺（Grimelius 鍍銀法）

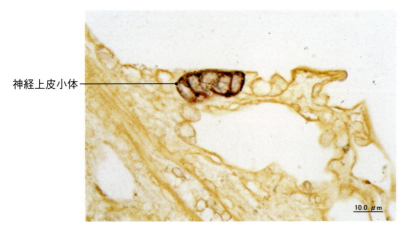

神経上皮小体

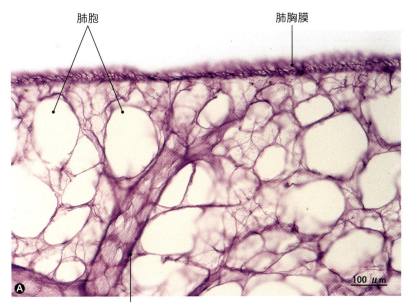

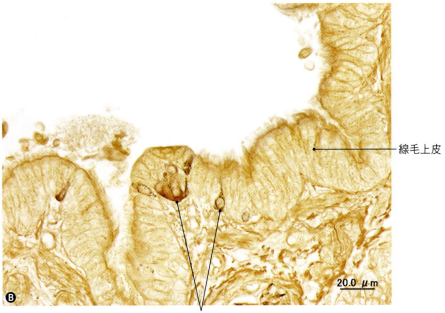

第16章 泌尿器

　腎臓 kidney は，多数の**腎単位**（ネフロン nephron）が集まってできた実質性の臓器である．ヒトの片方の腎臓は約100万個のネフロンからなるという．1つのネフロンは，糸球体−ボウマン嚢−近位曲尿細管−ヘンレのループ−遠位曲尿細管から構成される．
　腎臓は尿の産生以外に内分泌器官としての働きがある．糸球体傍細胞は血圧上昇作用をもつレニンを分泌する．また，間質細胞が造血作用のあるエリスロポエチンを分泌する．

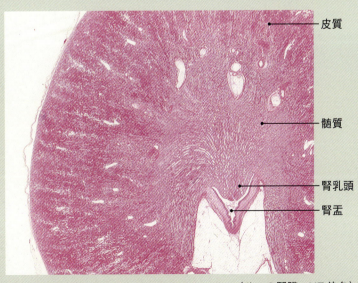

（サルの腎臓，HE染色）

1 腎臓の皮質と髄質

A 皮質（ヒトの腎臓，Mallory-Crossman 染色）

腎臓は大きく**皮質** cortex と**髄質** medulla に分けられる．腎臓に特徴的な構造物である**腎小体** renal corpuscles が分布するのが皮質である．皮質は，腎小体を中心に屈曲する尿細管が集合した**皮質迷路** cortical labyrinth（曲部）と，その間で尿細管の直部と集合管がまとまって走る**髄放線** medullary ray（放線部）からなる．

B 髄質（ヒトの腎臓，Mallory-Crossman 染色）

髄質は腎小体を含んでおらず，主に縦に走る管系（尿細管の直部，ヘンレのループ，集合管）だけからなる．皮質と髄質の境界部を，弓状動脈と弓状静脈という大きな血管が弓なりに走る．

集合管は，はじめ遠位尿細管と同じ太さで，**集合細管** collecting tubules とよばれるが，合流して太さを増すと**集合管** collecting ducts となる．髄質ではさらに合流を繰り返し，**乳頭管** papillary ducts となり，腎乳頭の先端で開口する（下図）．ここでは尿管の上端部が開いて**腎杯** renal calyces となり，円錐形の腎乳頭を包み込んで，じょうごのように尿を受け取る．

（下図）サルの腎乳頭（MG 染色）

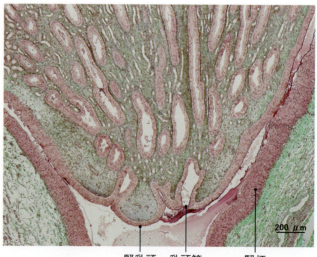

腎乳頭　乳頭管　腎杯

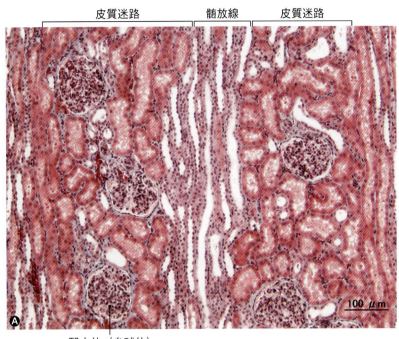

腎小体（糸球体）

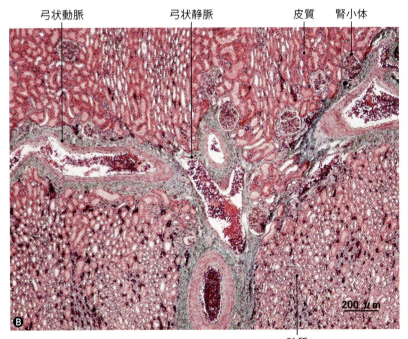

髄質

2 腎小体

腎小体（ヒトの腎臓，Mallory-Crossman 染色）

　血管の糸だまである**糸球体** glomerulus は**糸球体包** glomerular capsure（または**ボウマン嚢** Bowman capsule）に包まれており，合わせて**腎小体**という．

　腎小体の**尿細管極** urinary pole で近位尿細管が連結する．その反対側には，2本の細動脈が糸球体に出入りする部分があり，**血管極** vascular pole とよばれる．両方の極がある腎小体を探すには努力が必要である（下図）．

　腎小体の血管極では，進入する動脈（**輸入細動脈** afferent arteriole）と，出ていく動脈（**輸出細動脈** efferent arteriole）をみることができる．両細動脈はⅤ字形に交叉しており，2本ともみえる糸球体はそう多くはない．遠位尿細管は，血管極側で必ず一度は糸球体に接近し，輸入および輸出細動脈がつくる股の部分を通る．この尿細管の糸球体側では，丈の高い上皮細胞が密に存在し，**緻密斑** macula densa とよばれる．

腎小体の血管極（サル，HE 染色）

　腎小体の血管極では，輸入細動脈が糸球体に入る直前で，血管の中膜の層に，細胞質が豊かな上皮様細胞が出現する．**糸球体傍細胞** juxtaglomerular cells とよばれるこの細胞は，平滑筋細胞が変化したもので，**レニン** renin を分泌する内分泌細胞である（264ページ参照）．

　緻密斑と輸入・輸出細動脈の間の三角形のスペースには，やや扁平な核をもつ**グールマハティー** Goormaghtigh 細胞が密集する．この細胞群は**血管傍島**ともよばれ，糸球体のメサンギウム細胞と同種の細胞でできている（糸球体外メサンギウム細胞）．

（下図）ヒトの腎臓（Mallory-Crossman 染色）

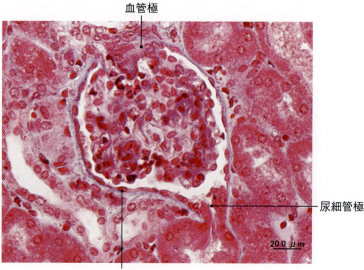

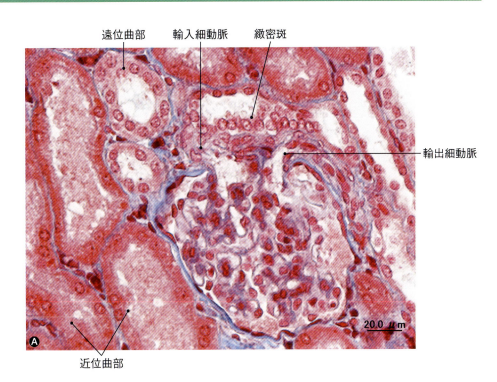

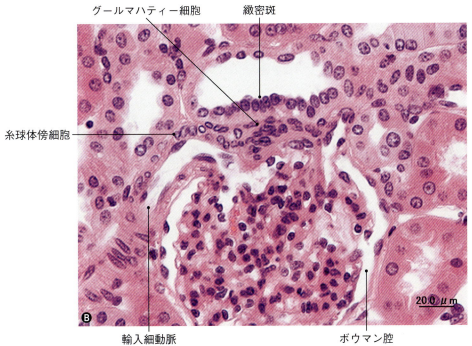

3 糸球体を構成する細胞

A　サルの腎臓（HE染色）

B　ラットの腎臓（PAS染色＋ヘマトキシリン核染）

　糸球体を構成する細胞は，**血管内皮細胞** endothelial cells，**足細胞** podocytes（またはタコ足細胞，上皮細胞ともいう），**メサンギウム細胞** mesangial cells の3種類である．血管のリングのなかにある核は血管内皮細胞のもので，血管の外にある大型明調の核は足細胞のものである．メサンギウム細胞は糸球体の内部に位置し，濃縮した核とエオジン好性の細胞質をもつことで同定できる．

　PAS染色すると，血管の基底膜とメサンギウム基質が赤紫色に染まるので，3種類の細胞を同定しやすい．メサンギウム細胞は血管を束ねる位置にあり，メサンギウム基質が基底膜成分と似ているので，同じ色調に染まる．

（下図）サルの腎臓（レニンの免疫組織化学＋ヘマトキシリン）
　輸入細動脈や糸球体傍細胞を同定するのがむずかしいときは，レニンの免疫組織化学が非常に役に立つ．

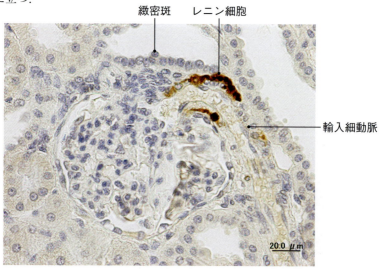

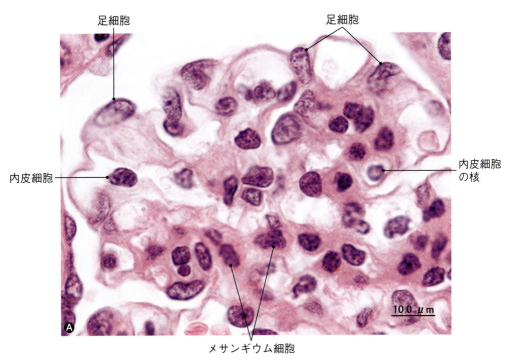

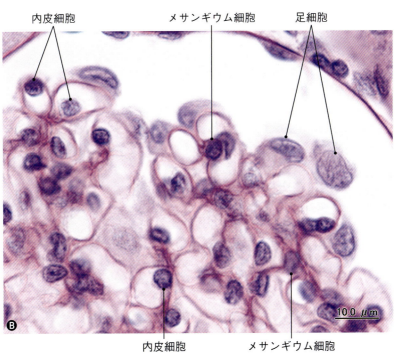

4 尿細管と集合管

  ヒトの腎臓（Mallory-Crossman染色）

管系は少なくとも，近位尿細管，遠位尿細管，集合管に区別される．3種類の管がセットで現れる髄放線は，それらの違いを理解するのに適している．

近位尿細管は厚みがあり，細胞質がエオジンなどで濃染する．管腔側に**刷子縁** brush border があることが重要な特徴であるが，固定がわるい標本ではとらえにくい．遠位尿細管は上皮の丈が低く，細胞質は明調である．近位尿細管，遠位尿細管では，細胞膜が激しくかみ合うため，細胞の境界（輪郭）がみえない．これに対し，集合管では細胞膜，つまり細胞の境界が明瞭である．また，細胞質は遠位尿細管よりさらに明調である．

ヘンレのループ（わなともいう）はUターンしている部分をさすわけであるが，その前後の尿細管の直部を含めて考える場合が多い．

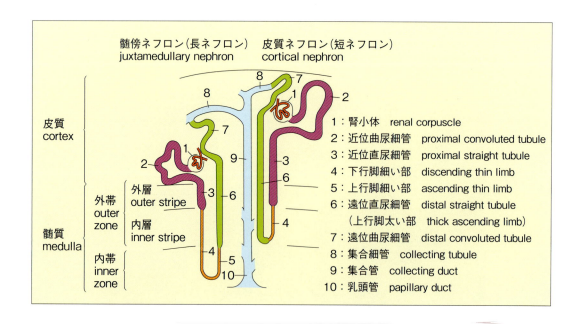

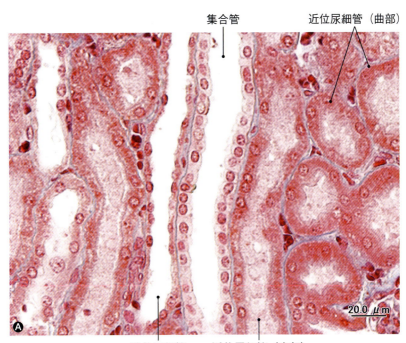

A　集合管／近位尿細管（曲部）／遠位尿細管／近位尿細管（直部）／20.0 μm

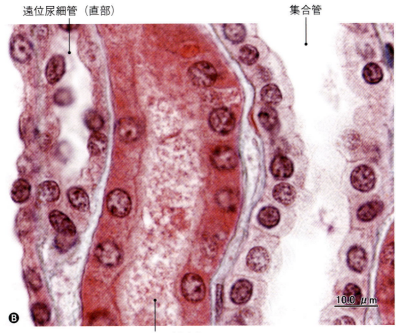

B　遠位尿細管（直部）／集合管／近位尿細管（直部）／10.0 μm

5 髄　質

　外帯（髄質の横断，ヒトの腎臓，Mallory-Crossman 染色）

　髄質は皮質側から，**外帯** outer medulla と**内帯** inner medulla に分けられ，外帯はさらに**外層**と**内層**の2層からなる．尿細管の構成要素が層によって異なっており，外帯外層では尿細管がすべて太く，外帯内層では太いものと細いものが混在する．内帯ではすべて細い部分からなる（前ページ参照）．

　図Aで示す外帯内層では，集合管以外に，細い尿細管と中くらいの太さの尿細管が区別される．尿細管は，それぞれヘンレのループの細い脚と太い上行脚に相当する．

　髄質の間質は皮質に比べるとずっと豊富である．このなかに，細胞質に脂肪滴を含み，生理活性物質を産生する特殊な線維芽細胞（**間質細胞**）が存在する．

　内帯（髄質の横断，ヒトの腎臓，Mallory-Crossman 染色）

　髄質内帯になると，尿細管はすべて細い部分だけからなる．集合管はさらに太くなり，乳頭管とよぶべきだろう．

　髄質では，ヘンレのループがUターンするところがみられる．ヒトの通常の染色標本でこの部位を探すのに苦労するが，マウスやラットでこの部分に発現する分子（クロライドチャネルである CLC-K）の免疫組織化学では，頻繁にみられる（下図）．

（下図）マウスの腎臓でのヘンレループ（CLC-K の免疫組織化学）

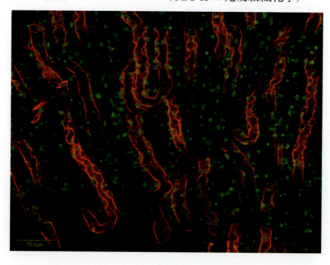

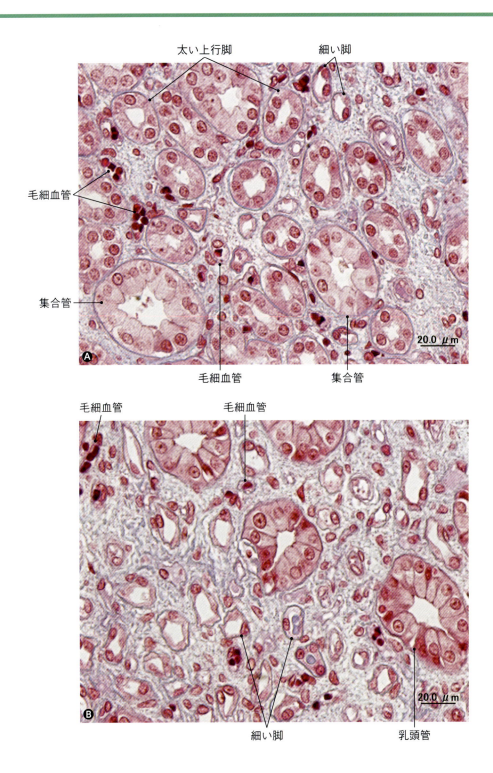

6 尿管と膀胱

 尿管（ヒト，HE 染色）

　腎杯で受けられた尿は，**腎盤（腎盂）** renal pelvis を経て**尿管** ureter によって膀胱に運ばれる．腎杯から膀胱に至るまで，移行上皮がその内面を覆う．尿管の上皮下には結合組織（粘膜固有層）があるが，粘膜筋板はない．筋層は基本的には縦走筋と輪走筋からなるが，らせんを描いて走るので，腸管のようなきれいな層構造はみられない．

 膀胱（ヒト，HE 染色）

　膀胱 urinary bladder の組織像は，収縮しているときと，尿が充満して膨張しているときとでは，ずいぶん異なっている．この図は収縮時の膀胱で，粘膜上皮（移行上皮）は厚く，5～6層の細胞からなる．粘膜固有層は比較的厚く，血管に富む．

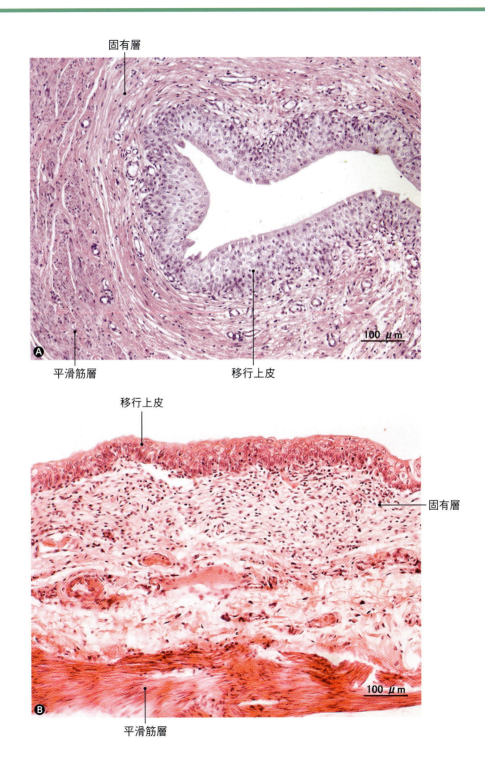

第17章 男性生殖器

　男性生殖器 male reproductive organ で最も重要なものは，精子を形成する**精巣** testis である．精巣から送りだされた精子は**精巣上体** epididymis と**精管** ductus deferens を通り，成熟するとともに，これらの管系に一時蓄えられる．精液の液体成分は**副生殖腺**とよばれる**精囊**，**前立腺**，**尿道球腺**で分泌される．このなかには，精子の養分や受精を促進する酵素，生理活性物質が含まれる．精子を運ぶ通路（精路）と副生殖腺には平滑筋線維が発達するが，射精の際に収縮し，精子と液体成分を陰茎に送り出す働きがある．交接器である**陰茎** penis は海綿体組織からなり，そのなかに血液を充満させることにより勃起が起こる．

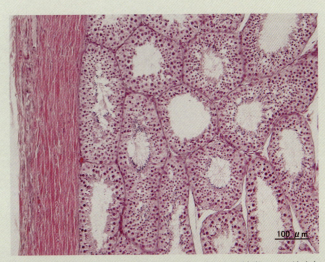

（サルの精巣，HE 染色）

274　各　論

1 精巣の支持組織

 白膜と精巣縦隔（サル，HE染色）

　精巣の容れ物は膠原線維主体の結合組織でできている．精巣の全体は，非常に厚く，密な結合組織である**白膜** tunica albuginea で包まれる．その連続が板状に内部に進入し，**精巣縦隔**をつくる．そのなかには迷路状の**精巣網**が発達する．

　精巣の実質は，**曲精細管** convoluted seminiferous tubules の集合体である．切片上では，それらのさまざまな断面がみられる．

 精巣中隔（サル，HE染色）

　精巣縦隔から結合組織性の**精巣中隔**が白膜に向かって放射状に伸びて，精巣の実質を小区画（小葉という）に仕切っている（下図）．この仕切り板は薄いので，注意して観察しなければ見過ごしてしまう．直精細管はこの精巣中隔に沿って精巣網に向かう傾向にある．また，血管やリンパ管も精巣中隔を通る．

（下図）サルの精巣（HE染色）

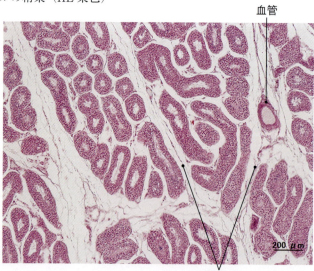

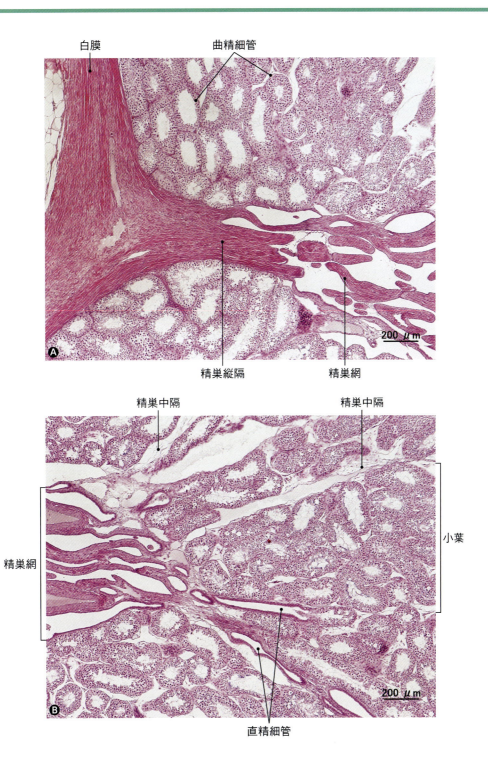

2 精上皮

 精上皮（サルの精巣，HE染色）

　曲精細管の壁は細胞が4～8層に重なっており，精子発生の場であるので，**精上皮** seminiferous epithelium とよばれる．精上皮の細胞構成は精細管によりずいぶん異なっているが，これは**精子発生** spermatogenesis のステージが精細管の部位によってずれているためである．

　分化の最も初期に位置する**精祖細胞** spermatogonia は基底膜上に存在し，核の性状によりA型とB型とに分けられる．A型精祖細胞の核は微細果粒状のクロマチンを示し，核小体は核膜に付着するのが特徴である．暗い核をもつ**暗調A型精祖細胞**と明るい核の**明調A型精祖細胞**の2種類があり，前者は以後の増殖と分化のために温存される**幹細胞** stem cells で，後者が精子発生の過程に進む細胞である．

　明調A型精祖細胞が分裂すると，クロマチンは粗になり，核の中央部に核小体をもつ**B型精祖細胞**になる．この細胞がさらに分裂して，**一次精母細胞** primary spermatocytes になると，染色体が目立つ大型の細胞になる．一次精母細胞は**減数分裂**を行うため長時間を要し，精上皮の2～3列目に多数みられる．減数分裂が終了すると染色体数は半分になっている．引き続いて起こる分裂（同型分裂）により**二次精母細胞**を生じるが，これはすぐに次のステージに進むのでみつけにくい．次いで**精子細胞** spermatids になるが，これは数が多く，頻繁にみられる小型の細胞である．精子細胞は分裂することなく特異な形態変化を遂げ，細胞質の大半を失い，**精子** sperm になる．

（下図）サルの精巣（HE染色）
これはステージⅥからⅦの移行期であろう．

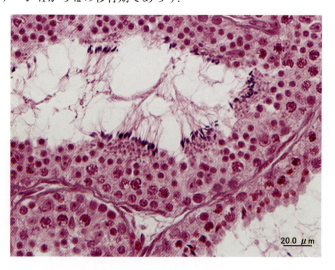

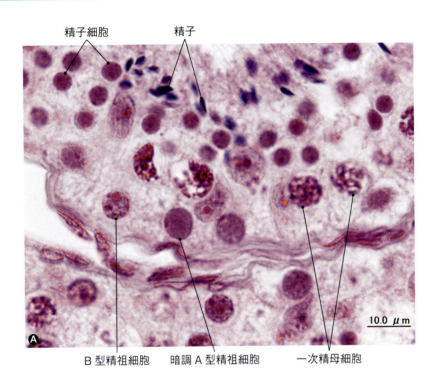

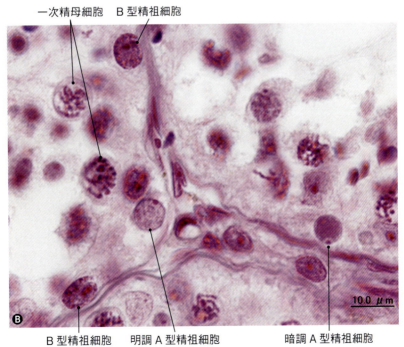

3 セルトリ細胞と間質細胞

 セルトリ細胞（サルの精巣，HE染色）

　精上皮には精細胞（生殖細胞）の系統とは別の**セルトリ細胞** Sertoli cells がみられる．セルトリ細胞は，精上皮のなかに一定の間隔をおいて存在する細胞で，精細胞が分裂，移動する際のよりどころとなると同時に，これらの細胞を養育する役割を担う．セルトリ細胞の核は大型かつびびつで明調である．核小体が目立つのも特徴である．この図のように精子がセルトリ細胞の上端に集まることがよくある．細胞質の除去など精子の最終段階の成熟に関与している．

 間質細胞（ヒトの精巣，HE染色）

　精巣の間質には，酸好性を示す豊かな細胞質をもつ細胞集団がみられる．これは，**間質細胞（間細胞）**あるいは**ライディッヒ** Leydig **細胞**とよばれる内分泌細胞で，テストステロン（男性ホルモン）を産生する．細胞質にエオジン好性の大型結晶（**ラインケ** Reinke **の結晶**）が出現する．また，褐色のリポフスチン色素をもつことが多い．

　サルの間質細胞では，脂肪滴が大きいため細胞質が泡沫状にみえる（下図）．

（下図）サルの精巣（HE染色）

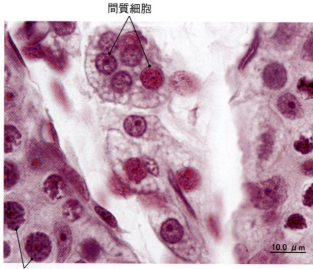

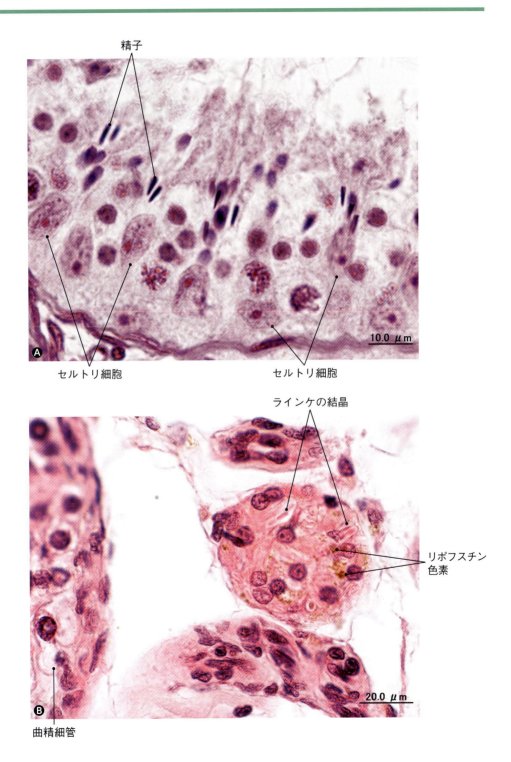

4 直精細管と精巣網

A 直精細管（サル，HE染色）

曲精細管は，精巣網に向かう途中でまっすぐに走る**直精細管**になる．精巣網の近くをみれば，曲精細管と直精細管の移行部，また直精細管が精巣網に連続しているところがみつかる．直精細管の長さはまちまちで，深いところから発する直精細管は長く，精巣網近くで発する直精細管は短い．

直精細管は単層円柱上皮で覆われ，はっきりとした境界がなく，精巣網の扁平上皮に移行する．

B 精巣網（サル，HE染色）

精巣網 rete testis は，扁平ないし背の低い立方上皮で裏打ちされる管系が迷路状，網状に発達したものである．ここで，曲精細管のいろいろな部位でつくられた精子が合流し，混ざり合う．管腔と管腔の間の小柱は膠原線維を主体とする緻密な結合組織で，白膜の密性結合組織と連続している．

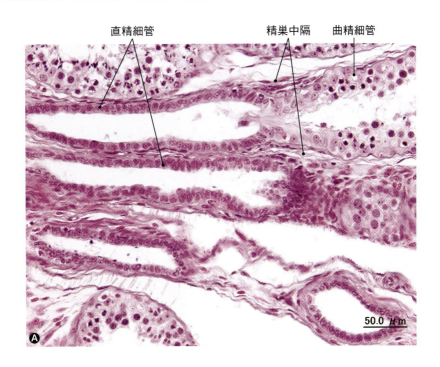

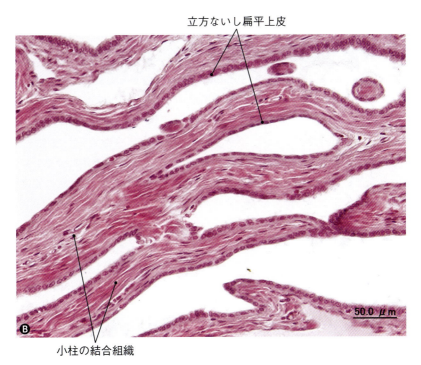

5 精巣上体

A 精巣輸出管（ヒト，HE染色）

　精巣輸出管 ductuli efferentes は精巣網から発する10本程度の管で，著しくうねりながら走ったのち，1本の精巣上体管にまとまる．精巣輸出管では，丈の高い上皮（単層，一部2層）の部分と背の低い立方上皮の部分が混在している．そのため，内腔は不規則に入り組んでおり，精巣上体管との区別に役立つ．これらの上皮細胞の大部分は自由面に線毛をもつ．しばしば上皮細胞の細胞質にはリポフスチン色素が現れる（10ページ参照）．上皮のまわりを平滑筋層が取り囲んでいる．

B 精巣上体管（ヒト，HE染色）

　1本の**精巣上体管** ductus epididymidis が激しく曲がりくねって，全体として精巣上体を形づくる．精巣上体管は2層の上皮細胞からなり，基底側には小型で丸い**基底細胞** basal cells が並んでいる．管腔側の**主細胞** principal cells は細長い細胞で，自由面には長い線毛がより集まったようにみえる**不動毛**が生えている（18ページ参照）．主細胞の核には，エオジン好性の丸い封入体がみられることがある．精巣上体管のまわりには，精巣輸出管のときよりも厚い平滑筋層が発達している．射精時には，これらの管系を取り巻く平滑筋が収縮して管腔内の精子を放出する．

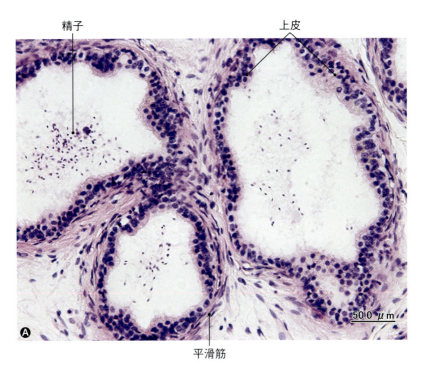

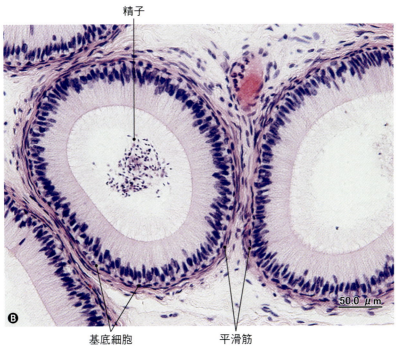

6 精索

 精管（ヒト，HE染色）

精索 funiculus spermaticus, spermatic cord は精管と動静脈を含む索状の疎性結合組織で，周囲には**精巣挙筋**がみられる（下図）．

精管 ductus deferens は著しく厚い平滑筋層で包まれ，筋層は内縦，中輪，外縦の3層に分けられる．上皮は精巣上体管のそれと同じ2列円柱上皮で，丸い基底細胞と不動毛を備えた細長い主細胞からなる．

 蔓状静脈叢（ヒト，HE染色）

精巣に向かう動脈と，精巣から戻る静脈が精索の中を通る．静脈は屈曲して走る様子が肉眼でも認められ，**蔓状静脈叢**とよばれる．精索は外力を受けやすく，引張りの力に対抗するために静脈の外膜に縦走筋が発達する．したがって，精巣動脈よりも静脈の壁が厚くみえる．

（下図）ヒトの精索の横断（HE染色）

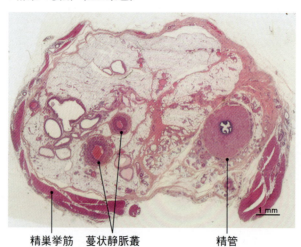

精巣挙筋　蔓状静脈叢　　　　精管

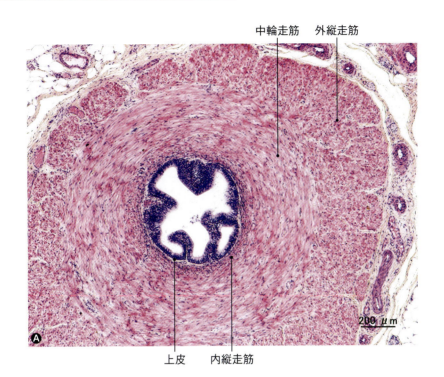

中輪走筋　外縦走筋

上皮　内縦走筋

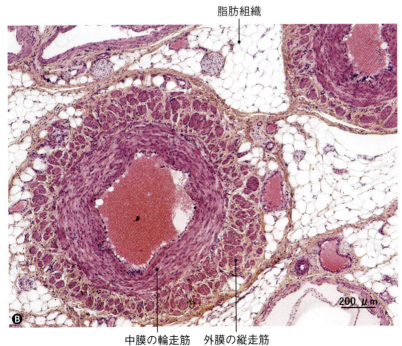

脂肪組織

中膜の輪走筋　外膜の縦走筋

7 副生殖腺

精囊（ヒト，HE 染色）

男性生殖器の付属腺（副生殖腺）として，精囊，前立腺および尿道球腺がある．

精囊 seminal vesicle は膀胱の後下面で，精管に注ぐ袋状の器官である（下図）．内腔に向かって大小の粘膜ヒダが発達し，内腔は部分的に多数の憩室に分かれる．切片の切れる方向により，閉鎖された部屋にみえることがあるが，必ずどこかで内腔に通じている．粘膜上皮は単層ないし 2 列の円柱（立方）上皮で，黄色を帯びた弱アルカリ性の粘稠な液を分泌する．

前立腺（ヒト，HE 染色）

前立腺 prostate gland の本態は複合胞状腺（または複合管状胞状腺）からなり，その導管（20〜30 本）は精丘の両側に独立して開く．

終末部は単層ないし 2 層の上皮で，丸い核は基底側に偏って存在する．腺腔は広く，エオジンに好染する小結石（**前立腺石** prostatic concretion）がみられることがある．前立腺石は同心円状の層構造を示す小体で，分泌物が濃縮して形成され，しばしば石灰化を示す．間質には平滑筋が多いことが特徴で，射精時にはこの筋が収縮して分泌物を一気に放出する．

（下図）精囊（ヒト，HE 染色）

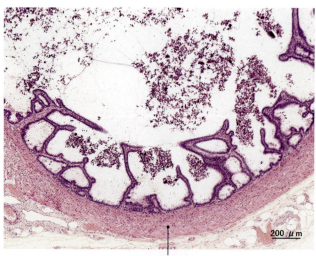

平滑筋層

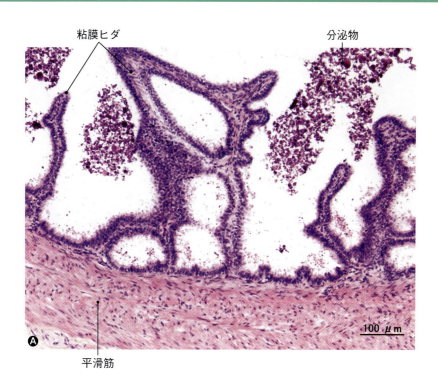

Ⓐ 粘膜ヒダ　分泌物　平滑筋

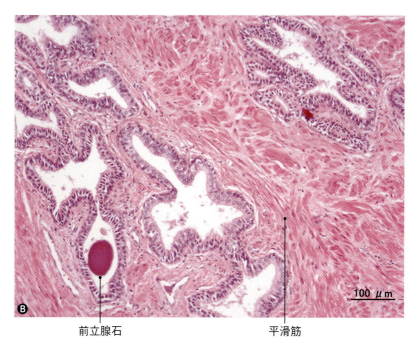

Ⓑ 前立腺石　平滑筋

8 尿道球腺と尿道腺

尿道球腺（ヒト，HE染色）

尿道球腺 bulbourethral gland（カウパー腺 Cowper gland）は，尿生殖隔膜のなかに存在するエンドウ豆大の粘液腺である．腺の形態は複合管状胞状腺で，分泌物は多列円柱上皮からなる導管によって尿道に運ばれる．終末部の近くには多数の横紋筋が入り込んでいる．勃起した尿道球に押されて分泌物が尿道に出てくる．

尿道腺（ヒトの陰茎，HE染色）

尿道 urethra は膀胱から尿を排泄する管で，陰茎海綿体の中を通り，亀頭の先端（外尿道口）で開く．尿道は移行上皮で覆われるが，亀頭に近づくと重層扁平上皮になる．

陰茎内の尿道上皮には深い落ち込みが随所にみられ，その先に小型の粘液腺（**尿道腺またはリトレの腺** Littré gland）が出現する．このほか，尿道の粘膜上皮内には数個の粘液細胞からなる**上皮内腺** intraepithelial glands が存在する．尿道腺と上皮内腺は連続的に移行するので，両者の区別はつけがたい．

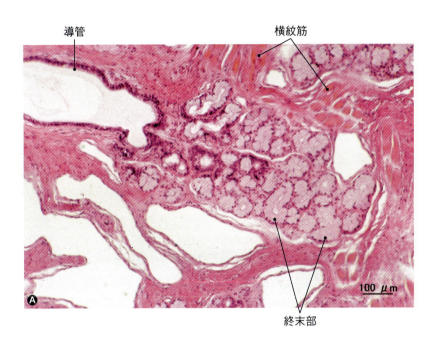

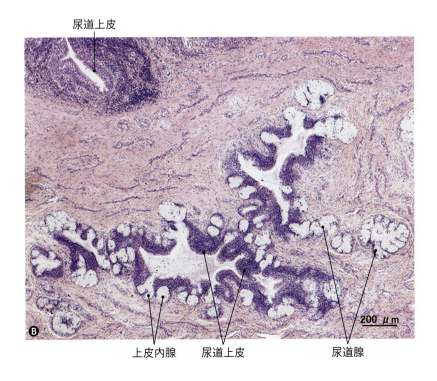

9 陰茎

A 陰茎海綿体（ヒト，アザン染色）

　陰茎の主体は海綿体組織で，背側にある一対の**陰茎海綿体** corpus cavernosum と，腹側にあり中央に尿道を通す**尿道海綿体** corpus spongiosum とからなる（下図）．
　海綿体組織は，血液を容れる**洞** sinuses とその間の**小柱** trabeculae からなる．前者は静脈が著しく拡張したもので，内面を内皮が覆っている．後者は結合組織の壁で，このなかには多量の平滑筋線維を含む．

B 尿道海綿体（ヒト，HE染色）

　尿道海綿体の構造も陰茎海綿体と同様である．
　勃起は洞に大量の血液が一気に流入することによって起こるが，その際の血流を調節するのが洞の直前の小動脈である．この血管は小柱のなかを蛇行しながら走るので，**らせん動脈** helicine artery とよばれる．通常の小動脈に比べて血管壁が厚く，内腔が異常に狭くなっており，非勃起時にはほとんど閉じている．らせん動脈は陰茎の根元に多く，亀頭に近づくにつれ少なくなる．

（下図）ヒトの陰茎（アザン染色）

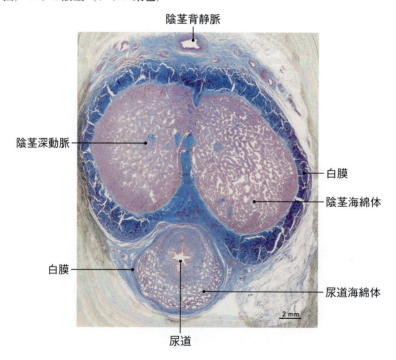

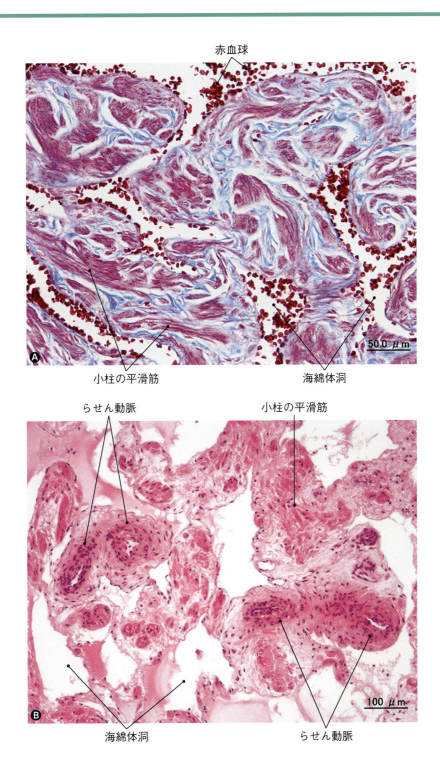

10 亀頭，尿道の内分泌細胞

A 亀頭（ヒト，HE染色）

　亀頭の表面は表皮で覆われている．表皮の下は通常の皮膚の真皮層に似ており，緻密な膠原線維が走っている．その深部を，海綿体組織（亀頭海綿体）が占めている．陰茎海綿体と同じく血液を容れる洞と小柱からなり，小柱には平滑筋線維が走っている．

B 尿道の内分泌細胞（ヒト，セロトニンの免疫組織化学＋ヘマトキシリン核染）

　尿道は尿や精液が通過する単なる通路だと考えられているが，尿道の上皮には消化管と同じように内分泌細胞が散在性に分布する．この図は，ヒトの海綿体部尿道をセロトニン抗体を用いて染色したものである．尿道の内分泌細胞の大半はセロトニンを含んでおり，内尿道口から外尿道口まで広く存在する．細胞の頭は管腔に達し，直接尿に触れることができる．これらは長い細胞質突起を伸ばす傾向にあるが，機械的受容を行っているという考えがある．

　尿道上皮には知覚神経も密に分布しており，尿道での知覚に関与している．

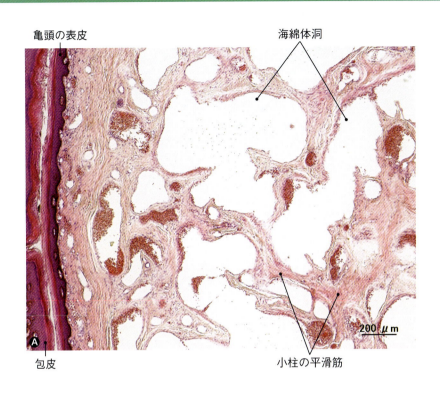

亀頭の表皮　　　　　　海綿体洞

包皮　　　　　　　　　小柱の平滑筋

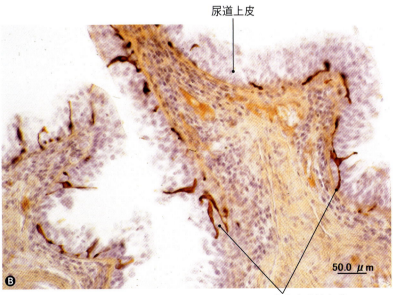

尿道上皮

セロトニン含有内分泌細胞

第18章 女性生殖器

　女性生殖器 female reproductive organ は，卵母細胞を保有し，受精できるまでに育てる**卵巣**，成熟した卵細胞を子宮まで運ぶ**卵管**，胎児を育てる**子宮**と**胎盤**，交接器としての**膣**と**外陰部**からなる．これらの器官を観察するうえで注意する点は，**性周期** sexual cycle に応じて組織像が小刻みに変化すること，また年齢や妊娠によっても形態が著しく異なることである．

　女性生殖器は，ステロイド系の性ホルモンとペプチド系ホルモンを分泌する内分泌機能をあわせもっている．ここでは，内分泌性の細胞はまとまった器官をつくらず，層状ないし小結節状に細胞集団を形成しているのが特徴である．

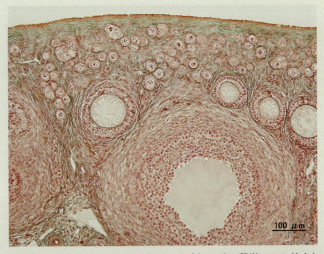

（ウサギの卵巣，MG 染色）

1 卵 巣 (1)

A 卵胞の発達段階（サル，HE染色）

卵巣 ovary の表面を単層の立方ないし円柱形の上皮が覆っており，**卵巣表層上皮**とよばれる（下図）．上皮の下には膠原線維が密な層があり，**白膜**という．さらに下の層に細胞成分（線維芽細胞）が密な層があり，ここに多数の未熟な卵胞をみる．未発達段階の**卵母細胞** oocytes は扁平な**卵胞上皮細胞** follicle epithelial cells に包まれ，**原始卵胞** primordial follicle を形成する．卵胞が発達過程に進むと卵巣の深部に移動するが，そのとき卵母細胞が大きくなるとともに，卵母細胞を包む卵胞上皮の丈が高くなり，立方ないし円柱形になる．これを**一次卵胞** primary follicles という（卵胞上皮は単層のままなので，原始卵胞と一次卵胞を区別しない場合もある）．次いで，卵胞上皮は2層以上になり，**二次卵胞** secondary follicle になる．

B 卵胞の発達段階（ウサギ，MG染色）

動物のなかでは，ウサギの卵巣が常に多数の卵胞をもつので，卵巣の観察には最も適している．

卵胞がさらに成長すると，卵胞上皮が数層になり，**果粒層** stratum granulosum とよばれる．果粒層には細胞間に不規則な空隙（**卵胞洞**）が現れるようになる．二次卵胞では，卵母細胞がさらに大きくなるとともに，卵母細胞と卵胞上皮の間に透明な層（**透明帯** zona pellucida）が形成される．MG染色ではライトグリーンで水色に（図B），HE染色ではエオジンで淡赤色に染まる（図A）．

(下図) サルの卵巣 (HE染色)

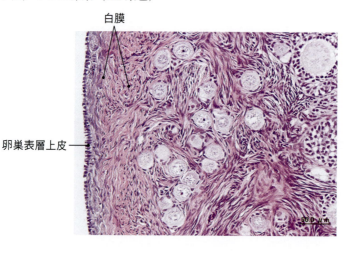

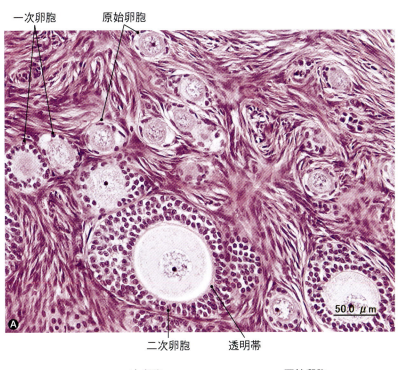

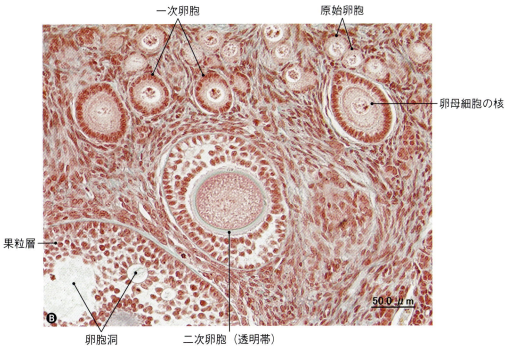

2 卵　巣 (2)

胞状卵胞（サル，HE 染色）

卵胞は，主に果粒層細胞（卵胞上皮細胞）の増殖により大きくなるとともに，卵母細胞のまわりに小さい卵胞洞がたくさん生じ，これらが成長し融合して，大きな**卵胞腔**ができるようになる．こうして袋状になった卵胞を**胞状卵胞** vesicular follicle とよぶ．胞状卵胞が成熟するにつれ卵母細胞はその片すみに押しやられ，果粒層細胞で覆われた**卵丘** cumulus をなして卵胞腔に突出する．卵丘をつくる細胞を卵丘細胞という．

胞状卵胞がさらに成長し，卵巣表面に半球状に膨隆するようになると，**グラーフ卵胞** Graafian follicle または**成熟卵胞** mature follicle とよばれる．

発達段階の卵胞の名称は教科書によっても異なる場合があるので注意を要する．

放線冠（ウサギ，MG 染色）

卵母細胞を取りまく1層の果粒層細胞は透明帯を介して密接な関係にあり，**放線冠** radiate crown とよばれる．放線冠の細胞は細胞質突起で卵母細胞と接触し，栄養素の供給など特別な役割を担う．排卵時には，卵母細胞と行動をともにする．

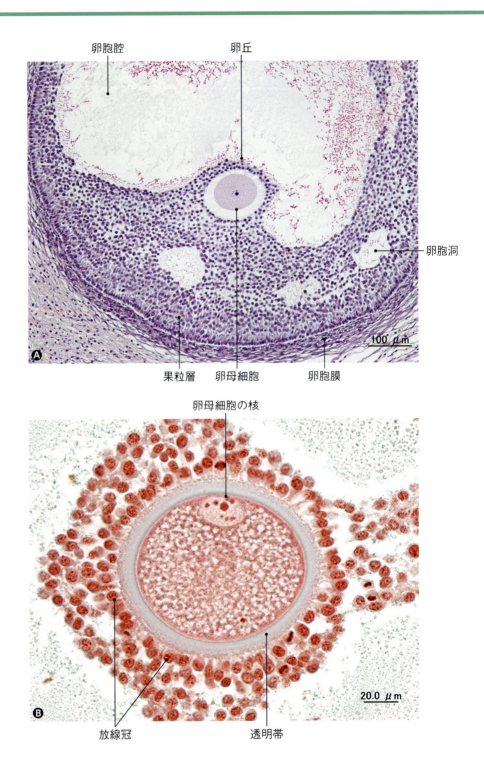

3 卵　巣 (3)

卵胞膜（サル，HE 染色）

　卵胞が成長するにつれ，卵胞の周囲に線維芽細胞が集まって卵胞膜をつくる．のちに卵胞膜は上皮様細胞からなる**内卵胞膜** theca interna と細長い線維芽細胞と膠原線維からなる**外卵胞膜** theca externa に区別される．内卵胞膜は血管に富み，内分泌細胞としての機能をもつようになる．すなわち，果粒層細胞と共同でエストロゲンを産生する．

閉鎖卵胞（サル，HE 染色）

　かなりの数の卵胞は排卵に至らず，途中で変性し，死滅する．このような卵胞を**閉鎖卵胞**（卵胞閉鎖）follicle atresia という．卵胞の閉鎖では，まず卵母細胞の変性が起こり，次いで果粒層細胞がアポトーシスを起こして卵胞腔に脱落する．動物によっては，それらを処理するためにマクロファージが進入する．最後に，いびつになった透明帯が長く残る．

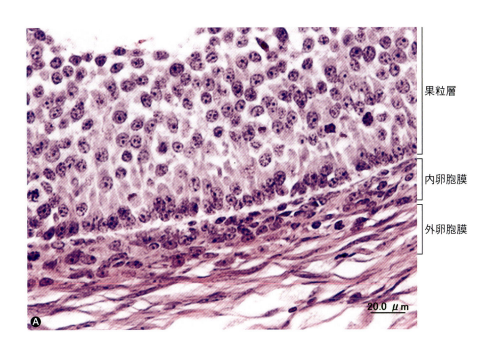

果粒層
内卵胞膜
外卵胞膜

20.0 μm

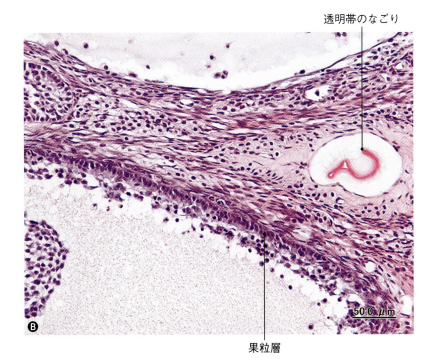

透明帯のなごり

50.0 μm

果粒層

4 卵巣 (4)

A 黄体（ヒト，HE染色）

　排卵後，果粒層細胞は肥大化し，**黄体** corpus luteum をつくる．黄体の中央部は，最初は血液を含んだ液腔で占められるが，この凝血塊はまもなく吸収される．

　黄体は，細胞質が豊かな多面体の細胞（**果粒層黄体細胞** granulosa lutein cells）の集団からなり，細胞間には毛細血管が発達する．一方，黄体化に際し，内卵胞膜の細胞も多面体の上皮様細胞となり，細胞質中に黄色色素（ルテイン）を蓄えるようになる（**卵胞膜黄体細胞** theca lutein cells）．後者は，果粒層黄体細胞に比べると小型で数量的にも少なく，果粒層黄体細胞の厚い層の周囲やヒダのなかに薄い層をなして分布するにすぎない．両黄体細胞は黄体ホルモン（プロゲステロン）を分泌して，子宮での受精卵の着床に備える．

B 黄体（サル，HE染色）

　サルの黄体もヒトのものと基本的には同じ形態をとる．黄体の大部分は大型の果粒層黄体細胞からなり，周辺部を小型の卵胞膜黄体細胞が占める．サルの卵胞膜黄体細胞の細胞質は，脂肪滴で充満しているので，通常の標本では泡沫状にみえる．この標本は灌流固定のため，血管が拡張している．

　受精が起こらない場合には，排卵後10～12日頃急速に黄体は退化する．黄体細胞は脂肪変性を起こして萎縮し，ついには消失し，線維成分（フィブリン）に置き換わる．こうしてできる白いしこりのような小体を**白体** corpus ablicans という．白体ではフィブリンのなかに少数の線維芽細胞が散在するだけである（下図）．

（下図）ヒトの卵巣（HE染色）

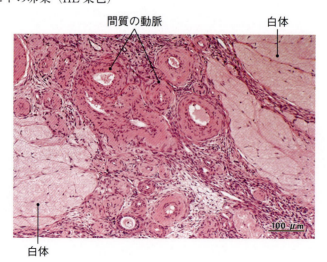

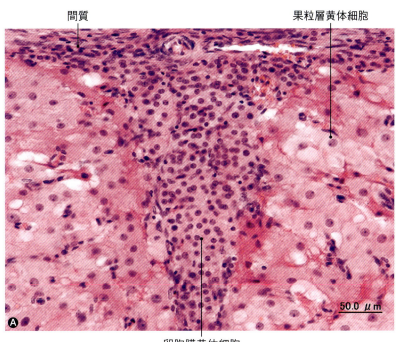

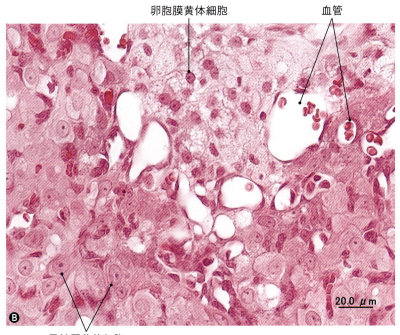

5 卵 管

A 卵管（ヒト，HE染色）

卵管 oviduct の壁は粘膜，筋層，漿膜からなる．各層の構造は，卵管の部位によってかなり変化する．粘膜はさまざまな高さのヒダをつくっており，この図のような膨大部では内腔は狭く，複雑に入り組んでいる．上皮下には比較的密な結合組織でできた固有層がある．粘膜筋板がないため，粘膜下組織を区別することなく筋層に続く．筋層の外には，疎性結合組織（漿膜下組織）と漿膜上皮がある．ここでは，漿膜下組織が大量の血管を含むため，非常に厚くなっている．

B 卵管上皮（サル，HE染色）

粘膜上皮は単層円柱上皮で，**線毛細胞**と線毛をもたない**分泌細胞**（無線毛細胞）が混在している．分泌細胞の割合は卵管膨大部（卵巣に近い部分）より峡部（子宮に近い部分）で多くなる．線毛細胞は明るい細胞質が豊富で，ほぼ球形の核を細胞の中央にもつ．線毛細胞の自由面には濃染する点状の**基底小体** basal bodies が観察される．分泌細胞は，まわりの細胞に押されて細長くなった核を細胞の基底側か管腔側にもち，管腔面はしばしば内腔に向かってドーム状にふくれている．

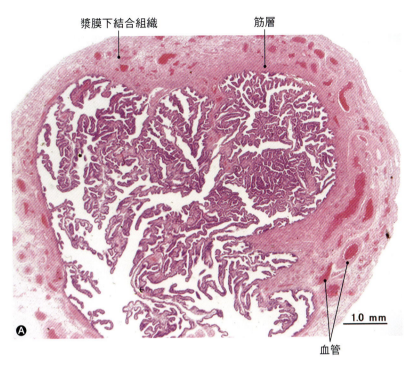

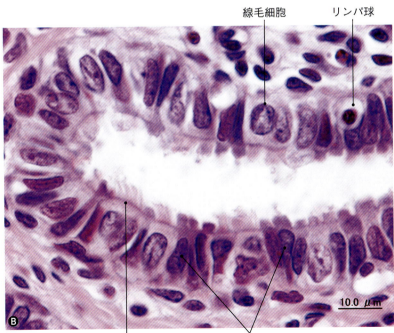

6 子宮

 子宮内膜（ヒト，HE 染色）

　子宮 uterus は内側から，粘膜，筋層，外膜の 3 層構造を示す．子宮の粘膜は**子宮内膜** endometrium とよばれ，子宮腺が発達する非常に厚い粘膜である（下図）．内膜は，月経時に剥離する**機能層**と残存する**基底層**とに分けられる．両者の境界は明瞭ではないが，基底層は粘膜固有層（内膜支質という）の細胞が密である点で，機能層から区別できる．

 子宮腺とらせん動脈（ヒト，HE 染色）

　子宮腺 uterinal gland はやや広い腺腔をもつ分枝管状腺で，屈曲しながら内膜表層に達し，それぞれ開口する．終末部は丈の高い明るい上皮細胞からなり，楕円形の核は基底側に寄っている．固有層は，太い膠原線維をほとんど含んでおらず，細網線維と星状に突起を伸ばす線維芽細胞からなる細網組織である．固有層には，屈曲して走る**らせん動脈** coiled artery が多数存在する．1 枚の切片でも，同じらせん動脈が何回も切れていることがある．この動脈は機能層を養う唯一の小動脈で，月経の際には収縮し，機能層の脱落を引き起こす．

（下図）サルの子宮（MG 染色）

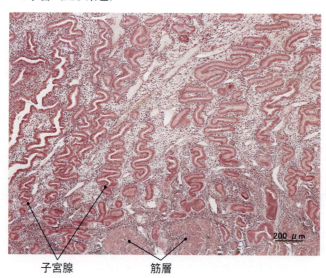

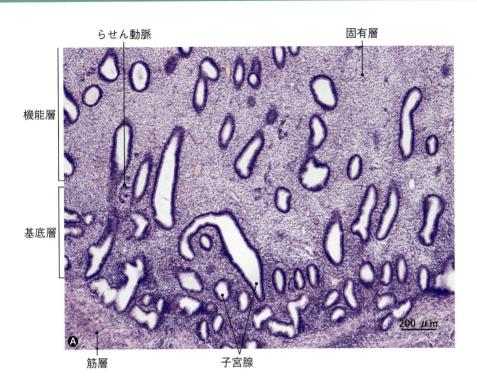

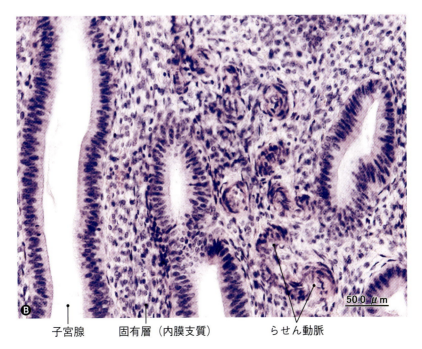

7 胎　盤 (1)

A　胎盤（ヒト，HE 染色）

　胎盤 placenta の胎児側の組織は**絨毛膜** chorion とよばれ，板状の**絨毛膜板** chorionic plate と，そこから伸びる樹枝状の**絨毛膜絨毛** chorionic villi（あるいは単に絨毛）からなる．
　一方，母体側の組織としては，子宮内膜が変化した**脱落膜** decidua がある．脱落膜からは，絨毛との結合を強固にするために，また絨毛間腔（後述）を部分的に仕切るために，脱落膜の壁が立っている（**胎盤中隔** placental septum）．

B　絨毛と脱落膜（ヒト，HE 染色）

　図 A の星印（＊）の部分の拡大である．
　絨毛膜絨毛や脱落膜の表面には，ところどころエオジンに強染する線維状ないし無構造な物質のかたまりが付着している．これは**フィブリノイド** fibrinoid とよばれる．絨毛の先端部は，しばしばフィブリノイドによって胎盤中隔や脱落膜に固着している（**付着絨毛**）．
　絨毛と絨毛の間あるいは脱落膜との間のスペースは，**絨毛間腔** intervillous space とよばれ，ここに母体の血液が充満している．
　脱落膜は円形の核と豊かな細胞質をもつ**脱落膜細胞** decidual cells を多数含んでいる．この細胞は子宮内膜固有層の線維芽細胞が変化したものである．

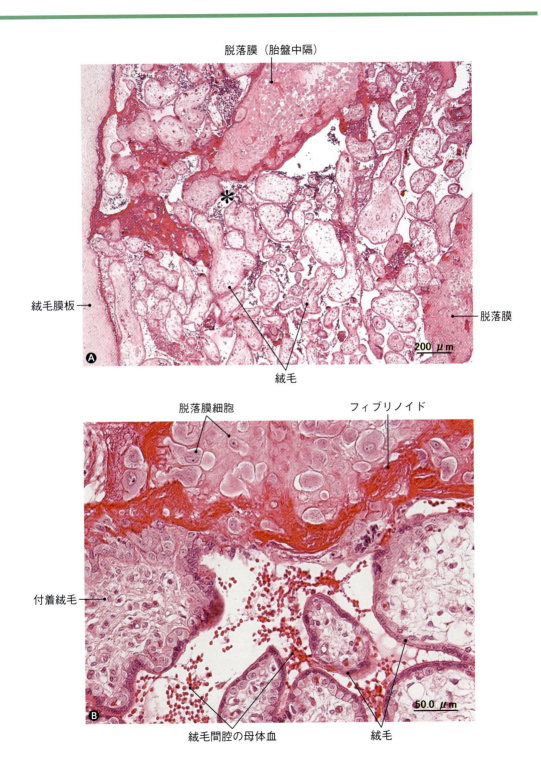

8 胎　盤 (2)

A　絨毛膜絨毛（ヒト，HE染色）

前ページ図Bの一部拡大である．

絨毛は**栄養膜** trophoblast とよばれる2列の細胞層からなる．外側は細胞境界を欠く**栄養膜合胞体層** syncytiotrophoblast（あるいは**合胞体層**）で，小型の核と暗調の細胞質をもつ．これと対照的に，内側の層では大きな核と明るい細胞質をもつ**ラングハンス細胞** Langhans cells が層をなしており，**栄養膜細胞層** cytotrophoblast またはラングハンス細胞層とよばれる．合胞体層は絨毛の全表面を覆うが，ラングハンス細胞層はところどころで途切れている．

絨毛は幹に近いほうと枝の先では，サイズはもとより芯の部分（栄養膜上皮下の結合組織）の形態やそこでの血管分布がかなり異なる．

B　ホーフバウエル細胞（ヒト，HE染色）

絨毛膜の2層の上皮細胞層に囲まれた絨毛の結合組織は，線維芽細胞と細網線維で構成されており，一種の細網組織である．そこに，ひと部屋ごとに仕切られた空所ができており，なかに細胞質がエオジンで染まる大型円形細胞がみられることがある．細胞質内にいろいろな大きさの空胞を含み，泡沫状にもみえる．**ホーフバウエル細胞** Hofbauer cells とよばれるこの細胞は，**絨毛マクロファージ**ともいう．

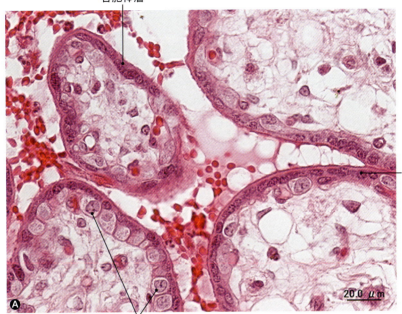

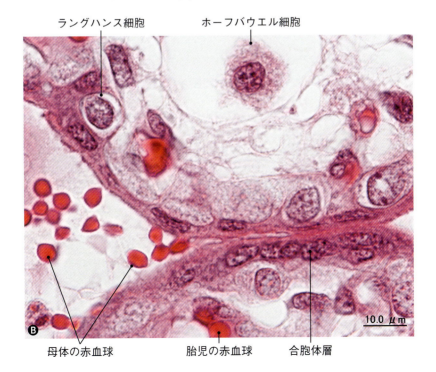

9 子宮頸管と膣

A 子宮頸管（ヒト，HE 染色）

子宮頸管は子宮体と同じように内膜，筋層，外膜に分けられるが，ここでは周期的な内膜の剝離（月経）がない．単層円柱上皮からなる粘膜上皮に，**子宮頸腺** cervical gland が開いている．子宮頸腺は典型的な粘液腺で，核は基底側に寄り，細胞質は明るく抜けてみえる．

膣の上皮は角化しない重層扁平上皮で覆われる．頸管の内面を覆う円柱上皮と膣の重層扁平上皮の境界部（下図の矢印）を**扁平円柱上皮境界** squamocolumnar junction といい，年齢により位置が移動する．外子宮口近くの頸腺の開口部が分布域を広げた重層扁平上皮によってふさがれ，囊胞を形成することがある（下図）．特に大きいものを**ナボットの小卵**という．

B 膣（ヒト，HE 染色）

膣 vagina の粘膜は角化しない重層扁平上皮で覆われる．粘膜固有層の深部には平滑筋線維のほか，静脈叢が発達している．性的興奮時には血液を貯め，全体として膨潤すると予想される．

(下図) 子宮頸管と膣の移行部（ヒト，HE 染色）

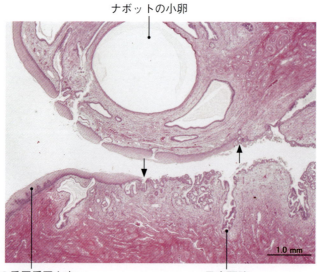

ナボットの小卵／膣の重層扁平上皮／子宮頸腺

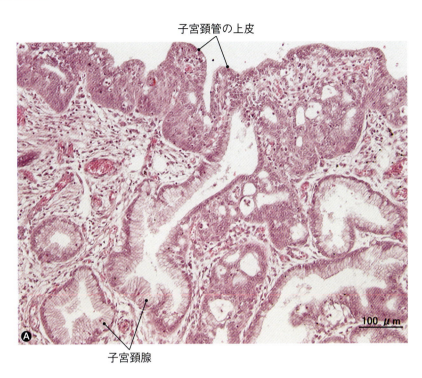

子宮頸管の上皮

子宮頸腺

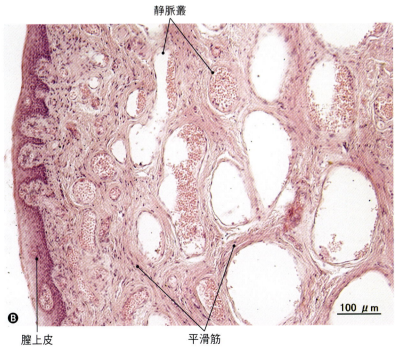

静脈叢

膣上皮　　平滑筋

10 陰核

 陰核（ヒト，HE染色）

　陰核 clitoris は陰茎と相同の器官であり，その基本構造は共通している．陰核の先端は**陰核亀頭**であり，その外側を**包皮**が覆う（下図）．陰核亀頭の内部には血管と神経が非常に豊富であるが，海綿体組織の発達はわるい．神経終末は陰核亀頭のさまざまな深さに特殊な神経終末をつくる．指腹の真皮にみられるマイスネル小体に似ているがそれと同一のものではなく，形態学的分類も進んでいないので，**陰部神経小体** genital corpuscles とまとめてよばれる．

 陰核海綿体（ヒト，HE染色）

　陰核亀頭の深部には**陰核海綿体** corpus cavernosum clitoridis が，小さいながらも左右対称にあり，中央には中隔が走る．海綿体洞と結合組織性の小柱からなるが，小柱の平滑筋線維はそれほど多くはない．

（下図）陰核亀頭（ヒト，HE染色）

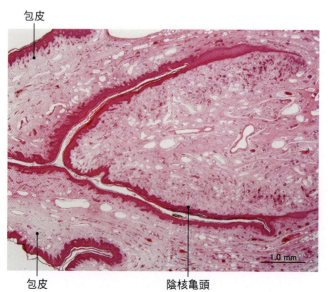

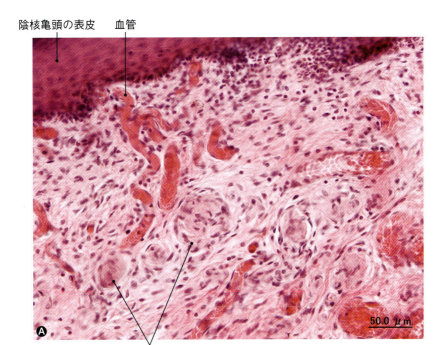

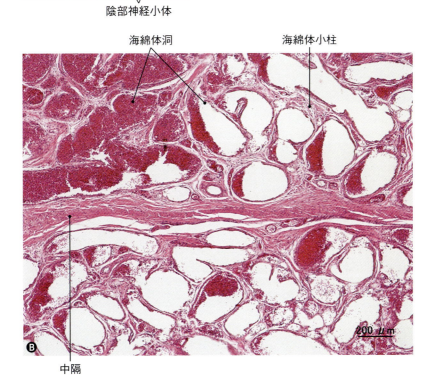

11 大陰唇と小陰唇

大陰唇（ヒト，HE染色）

大陰唇 labium majus pudendi は男性の陰嚢に相当し，その膣前庭側に小陰唇が位置する（下図）．下図の一部を図Aに拡大した．大陰唇の表皮の表面には薄い角質層がある．基底層（胚芽層）はメラニン色素に富む．真皮層には，毛根，脂腺，汗腺のほか，平滑筋層がまばらに分布している．この平滑筋層は陰嚢の肉様膜にあたる．

小陰唇（ヒト，HE染色）

小陰唇 labium minus pudendi は重層扁平上皮で覆われる皮膚のヒダである．下図の一部を図Bに拡大した．大陰唇側の上皮は軽く角化しているが，膣前庭側の角質層はないか貧弱である．表皮全体も大陰唇側で厚い．基底層は両側ともメラニン色素が多い．上皮が落ちこんだところに脂腺(**独立脂腺**)が開口する．脂腺は，膣前庭側でより発達している．

（下図）大陰唇と小陰唇（ヒト，HE染色）

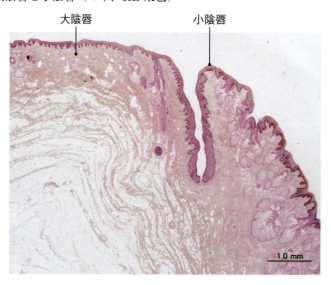

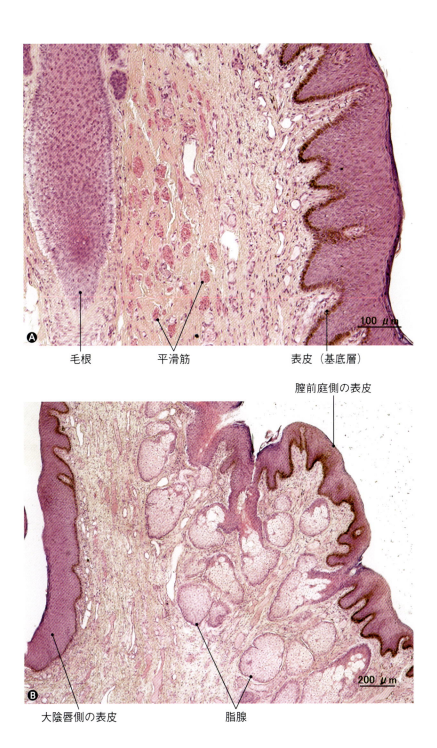

第19章 皮膚

　皮膚 skin は体表面を覆う器官で，角質化した重層扁平上皮とその下層の結合組織からなる．皮膚に付属する組織として，角質層が変化してできた毛と爪がある．また，皮膚には外分泌腺である**皮膚腺** cutaneous glands が3種類（エックリン汗腺，アポクリン汗腺，脂腺）存在する．乳腺も汗腺の変化したものである．皮膚と付属器（毛，爪，皮膚腺）を合わせて**外皮** integument とよぶことがある．

　皮膚は単に身体の表面を覆うだけではなく，体温調節と感覚器としての重要な役割をもつ．皮膚の結合組織中には巧妙なしかけをもった血管系が発達し，エックリン汗腺からの発汗と合わせて体温の調節を行う．また，温熱や皮膚に加わる物理的な外力を感じるために，皮膚は密な神経支配を受けている．

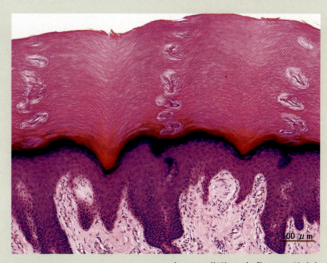

（ヒトの指腹の皮膚，HE染色）

1 手掌型の皮膚

A 指腹の皮膚（ヒト，HE 染色）

　皮膚は，**表皮** epidermis，**真皮** dermis，**皮下組織** subcutaneous tissue の 3 層からなる．手掌や足底の皮膚は 表皮が著しく厚く，**手掌型の皮膚**としてそのほかの皮膚から区別される．手掌型の皮膚では，表皮のいちばん上にある角質層（エオジンに好染し，赤くみえる部分）が厚いのが特徴である．角質層は規則的に厚さが変わり，指紋の隆起（皮膚小稜）をつくる．

　真皮の本態は緻密結合組織であり，さまざまな方向に走る膠原線維束で織りなされ，強固なものになっている．真皮と皮下組織の境界は明瞭ではないが，皮下組織になると膠原線維はまばらになり，脂肪組織や汗腺の終末部が出現する．

B 表皮と真皮乳頭（ヒト，HE 染色）

　表皮は，真皮側から**基底層**（または胚芽層），有棘層，果粒層，透明層（淡明層），角質層に分けられる．このうち，透明層は染色法によっては明るくみえるが，HE 染色ではエオジンに好染する．

　表皮と真皮は複雑なかみあいを示し，真皮が表皮に突き出している部分を**真皮乳頭** dermal papillae とよぶ．ここに毛細血管のループが進入し，体温調節に関与する．また，ここにはマイスネルの触覚小体が分布する．エックリン汗腺の導管は，乳頭と乳頭の間の表皮層が最も厚いところから進入したのち，らせんを描いて上昇し，皮膚小稜の頂上で開口する（汗口）（前ページの図参照）．

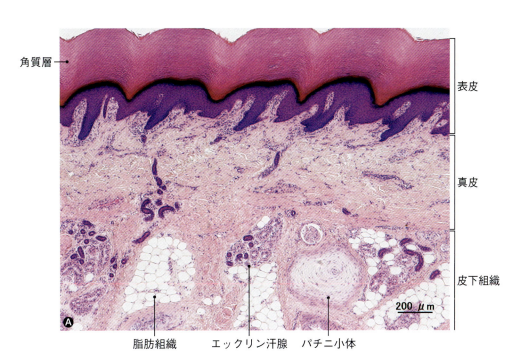

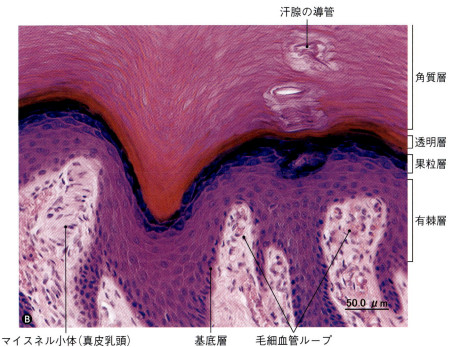

2 腋窩の皮膚

 腋窩の皮膚（ヒト，HE 染色）

　手掌型以外の皮膚では，①角質層が非常に薄く，②透明層が存在せず，③果粒層は存在しないか貧弱である．腋窩は皮膚が軟らかいところであり，表皮，特に角質層は薄くなっている．また，真皮乳頭はほとんど発達していない．

　表皮には，非ケラチン細胞系の細胞として，メラニン細胞，メルケル細胞，ランゲルハンス細胞の 3 種類が存在する．いずれの細胞も散在性に存在し，HE 染色標本では明調細胞として認められる．メラニン細胞 melanocytes とメルケル細胞 Merkel cells はともに基底層に存在するが，両者の区別はむずかしい．

 ランゲルハンス細胞（ヒト，鍍金法）

　ランゲルハンス細胞 Langerhans cells は有棘層に存在する明調細胞である（図 A 参照）．抗原提示能をもつ**樹状細胞** dendritic cells 系の細胞で，現在では抗体によって特異的に染めることができる．ここでは，古典的な鍍金法を用いた．この細胞は細長い細胞質突起を角質層に向かって伸ばしている．果粒層に上皮の連続したタイト結合がつくるバリアがあり，突起はこの層を通過する必要がある．

（下図）ランゲルハンス細胞の強拡大

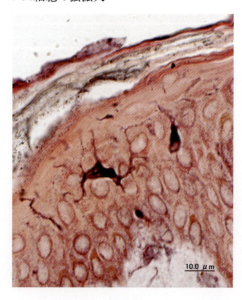

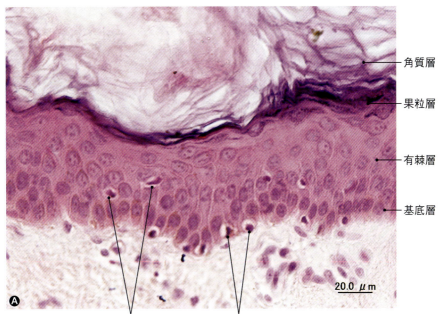

角質層
果粒層
有棘層
基底層

ランゲルハンス細胞　　メラニン細胞もしくはメルケル細胞

ランゲルハンス細胞

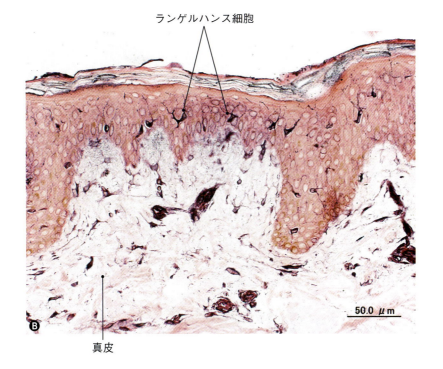

真皮

3 汗　腺

　エックリン汗腺（ヒトの指腹，HE 染色）

　エックリン汗腺（小汗腺）eccrine sweat glands は全身に分布する一般的な汗腺で，体温調節に重要である．エックリン汗腺は単一管状腺で，終末部は真皮の下層から皮下組織にかけて存在する．終末部も導管部分も屈曲している．導管は2層の上皮細胞からなり，表皮のいちばん厚いところを通って，皮膚小稜の頂上に開く．終末部は，**表層細胞** superficial cells と**基底細胞** basal cells からなるが（下図），両者を区別できない場合も少なくない．終末部を**筋上皮細胞** myoepithelial cells が取り巻いており，図Aや下図では細胞質がエオジンに染まっている．

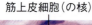　アポクリン汗腺（ヒトの腋窩，HE 染色）

　アポクリン汗腺 apocrine sweat gland（**大汗腺**）は，脂質やタンパク質に富む粘稠な分泌物を出す腺で，腋窩，乳輪，外耳道，肛門周囲など特定の部位に存在する．分泌物は無臭であるが，これが分解されて腋臭を生じるといわれている．

　エックリン汗腺と同様に単一管状腺であるが，腺腔が広く，胞状腺のようにみえる．終末部は1層の大型細胞からなり，細胞の丈は分泌活動に応じて高いものと低いものとがある．上皮の自由面には，しばしば根元がくびれた突起（**アポクリン突起**）が観察される（42ページ参照）．エックリン汗腺同様，終末部は平行に走る筋上皮細胞によって密に囲まれる（42ページ参照）．

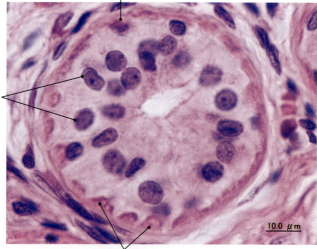

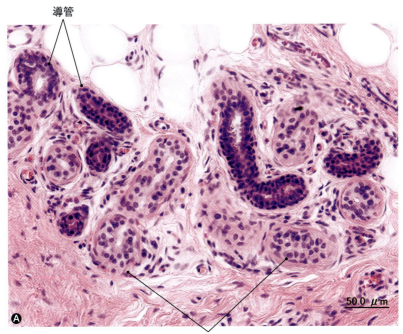

導管

汗腺の終末部

50.0 μm

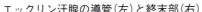

エックリン汗腺の導管(左)と終末部(右)

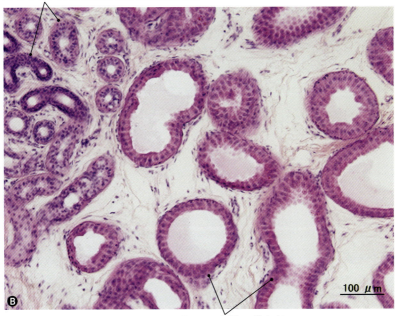

アポクリン汗腺の終末部

100 μm

4 毛

毛の縦断像（ヒトの頭皮，HE 染色）

毛の横断像（ヒトの頭皮，HE 染色）

　毛の皮膚の下に隠れた部分を**毛根** hair root という．毛根は表皮の続きである**上皮性毛包** epithelial root sheath（**毛根鞘**ともいう）と真皮から続く**結合組織性毛包** connective tissue sheath によって鞘状に包まれており，合わせて**毛包** hair follicle とよばれる．

　毛根の最下部に存在する毛球に近い部分では，毛と上皮性毛包を構成する全細胞層をみることができる．毛は中心部の**毛髄質**，毛の主要な部分を占める**毛皮質**，皮質の表層を覆う**毛小皮** hair cuticle とからなる．毛小皮は角化細胞が鱗状に重なった細胞層で，これが毛の表面形態をつくる．

　上皮性毛包は毛根を直接に包む**内根鞘** internal root sheath と外側の**外根鞘** external root sheath に分けられる．内根鞘は，毛に近いほうから，**根鞘小皮**（または**鞘小皮**），ハックスレイ Huxley **層**（**内上皮細胞層**），ヘンレ Henle **層**（**外上皮細胞層**）とよばれる．外根鞘は，数層からなる上皮細胞層で，毛球に近づくにつれて薄くなる．

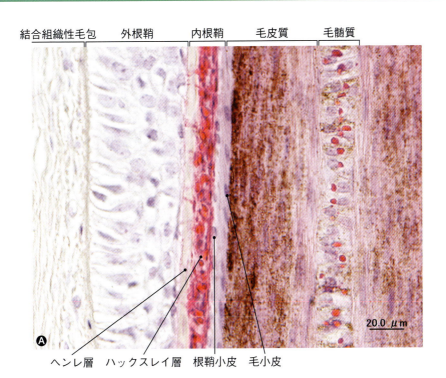

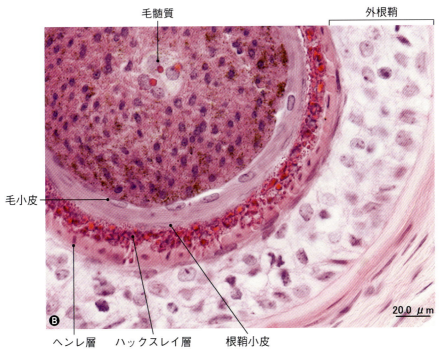

5 毛球と立毛筋

A 毛球（ヒトの頭皮，HE染色）

　毛根の下端部は球状にふくらみ，**毛球** hair bulb とよばれる．毛球には下方から蕾状の結合組織が進入して，**毛乳頭** hair papilla をつくる．上皮性毛包の最下部では層の区別もなく，毛球と移行し，毛乳頭を取り囲む．この部分は，毛乳頭に進入した豊富な血管から栄養と酸素を受けてさかんに分裂を繰り返すので，**毛母基** hair matrix とよばれる．毛母基から増殖する細胞は上方へ移動しながら毛と上皮性毛包に分化していく．前者には**メラニン細胞**が多数出現し，毛の細胞にメラニンを供給することにより毛が黒くなる．

B 立毛筋（ヒトの頭皮，HE染色）

　毛根のほぼ中央の高さで，結合組織性毛包から始まり皮膚の表面（正確には真皮層で終わる）に向かって斜めに走る**立毛筋** arrector pili muscle が観察される．**脂腺**はこの立毛筋と毛包の間に位置するため，立毛筋が収縮すると脂腺が圧迫されて分泌物（あぶら汗）が押し出される．

第 19 章 皮　膚　329

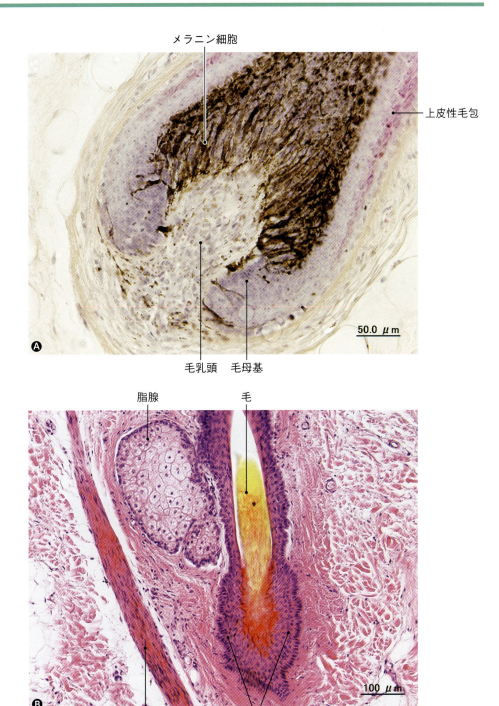

6 皮膚の知覚終末装置

 マイスネル小体（ヒトの指腹，HE染色）

皮膚には**マイスネルの触覚小体** Meissner tactile corpuscle と**層板小体**（または**パチニ小体**）lamellar or Pacinian corpuscle の2つの知覚装置が出現する．前者は皮膚の真皮乳頭にみられる長円形の小体で，触覚受容装置である．皮膚に加わる微弱な刺激を認識できるように，この装置は真皮乳頭の奥まったところ，すなわち表皮が最も薄い場所に位置する．小体は神経線維とグリア性の**薄板細胞** laminar cells でできている．

通常，1本の有髄神経が髄鞘をなくして小体に進入し，迂曲したり分枝したり複雑な走行を示して小体内で終わる（下図）．

 パチニ小体（ヒトの指腹，HE染色）

この特殊な知覚装置は皮下組織にあり，圧を感じる．断面はタマネギを輪切りにしたような像を示す．中心部に神経終末があり，それをグリア性の**内棍**が包み，その外側を線維芽細胞様の細胞からなる**外棍**が包む．最外層には，神経周膜様の鞘が認められる．

（下図）マイスネル小体のなかの神経線維（鍍銀法）

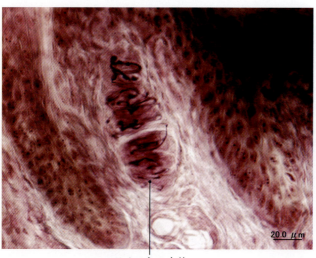

マイスネル小体

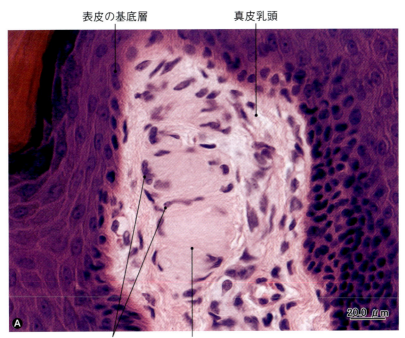

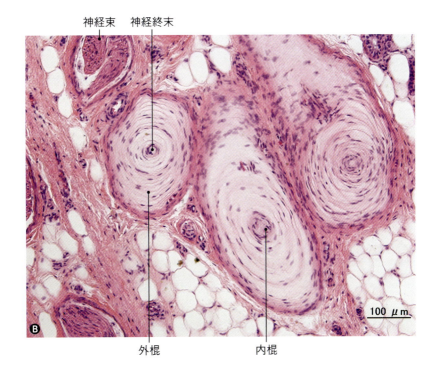

7 爪と動静脈吻合

  爪（ヒト，HE染色）

　爪 nail は，完全に角化し死滅したケラチン細胞が，厚く，また強固に重ねられたもので，表皮の角質層にあたる．爪の下には表皮の細胞層の続きがあり，**爪床 nail bed** とよばれる．爪床の表皮は，果粒層より表層の部分を失い，また有棘層の発達がわるい．真皮乳頭は細長く畝状に走る（**真皮稜**）．真皮では垂直に走る太い膠原線維が発達し，片方で真皮稜の中まで深く進入し，反対側では指の骨の背面まで伸びて，強靱なシャーピー線維として骨に刺さり込んでいる．

  動静脈吻合

　外気温が高いときは，身体を冷やすために，皮膚に行く血液は真皮乳頭に発達する毛細血管ループまで送られる（320ページ参照）．しかし，逆のときは，血液を冷やさないために，真皮層の深いところで動脈血を直接静脈に送る短絡路を利用する．動静脈と短絡路を合わせた血管の糸だま（糸球）を**動静脈吻合 anteriovenous anastomosis**（または**ホイヤー・グローサー器官**）という．吻合部は，屈曲して走ること，血管壁に上皮様細胞が集まるので血管内腔が狭くなっている（通常は閉じる）ことを特徴とする．

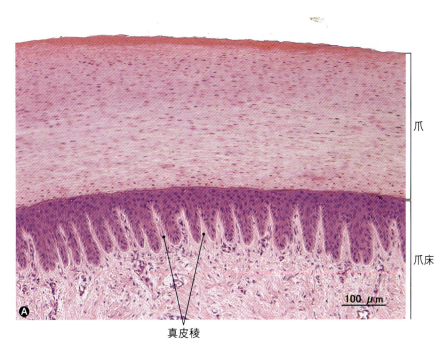

爪
爪床
真皮稜

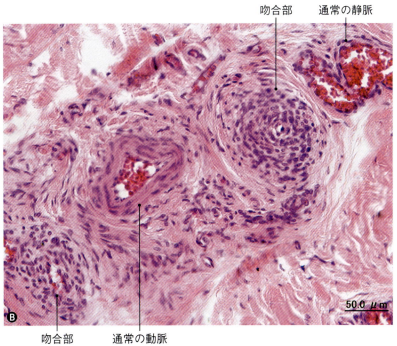

吻合部　通常の静脈
吻合部　通常の動脈

第20章 内分泌器官

　内分泌腺 endocrine glands では外分泌腺と違って導管がなく，分泌物（ホルモン hormone）は上皮の表面へはいかず周囲の組織液を経て血中に入る．下垂体，松果体，甲状腺，副腎，上皮小体などのように独立した器官を形成する場合と，別の機能をもった器官のなかに散在したり，小集団をつくって分布する細胞が内分泌を行う場合がある．本章では前者だけを扱い，後者については各章で触れる．

　内分泌器官では，腺細胞は索状や塊状の集団をつくり，その間には毛細血管網が発達する．毛細血管は内腔が拡張している場合が多く，**洞様毛細血管** sinusoidal capillaries とよばれる．タンパク質（ペプチド）やアミンを分泌する内分泌細胞は，細胞質中に小型の分泌果粒を多数含んでおり，適当な染色を行えば果粒の存在をみることができる．神経細胞が内分泌細胞のように生理活性物質を血管に向けて分泌する場合があり，これを**神経分泌** neurosecretion という．この特殊なニューロンは下垂体と密接な関係があるので，本章で取り扱う．

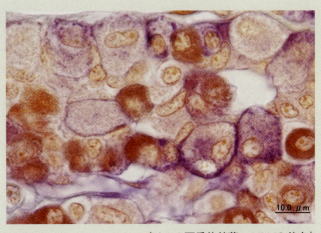

（イヌの下垂体前葉，AF-MG 染色）

1 下垂体 (1)

A 腺下垂体 (ヒトの下垂体, HE染色)

下垂体 pituitary gland は,腺(性)下垂体 adenohypophysis と神経(性)下垂体 neurohypophysis に分けられ,前者はさらに前葉 anterior pituitary と中間部 (中葉) intermediate lobe に分かれる (下図).

中間部は薄く,前葉と神経下垂体 (後葉) の間に位置するが,前葉との境界がはっきりしない.基本は前葉と同じく内分泌細胞の集塊であるが,濾胞が多いという特徴がある.

前葉では,数種の内分泌細胞が索状ないし集塊をなしており,間質には洞様毛細血管が発達している.内分泌細胞はHE染色標本では,ピンク色に染まる**酸好性細胞**,青く濃染する**塩基好性細胞**,どちらにも染まらない**色素嫌性細胞**に区分される.しかし厳密な区別はむずかしい.

B 神経下垂体 (ヒトの下垂体, HE染色)

神経下垂体は中枢神経組織の一部であり,視床下部の大細胞性神経分泌細胞 (340ページ参照) から伸びてくる軸索と,**後葉細胞** pituicytes とよばれるグリア細胞からなる.血管内皮細胞以外の核をもつ細胞の大半は後葉細胞である.視床下部から下行してくる軸索はところどころで分泌物の充満するふくらみをつくるが,特に大きいものは**ヘリング小体** Herring bodies とよばれ,HE染色標本でも同定できる.

(下図) ヒトの下垂体 (HE染色)

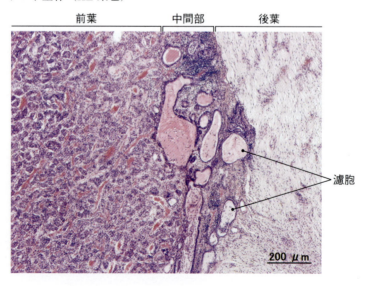

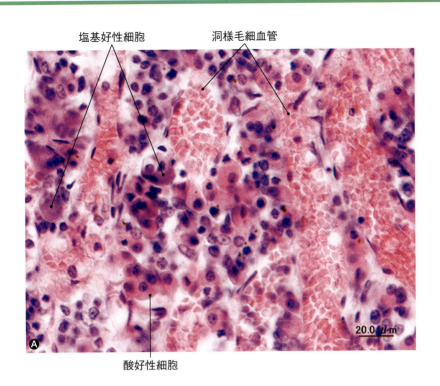

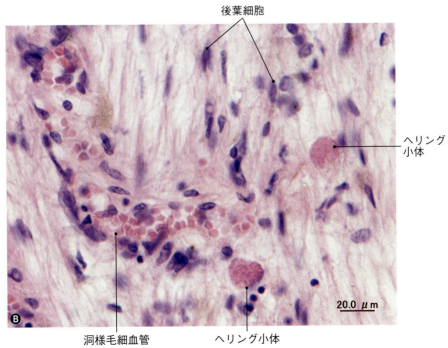

2 下垂体 (2)

A 腺下垂体（イヌの下垂体，AF-MG 染色）

下垂体をアルデヒドフクシン－Masson-Goldner（AF-MG）染色やアザン染色をすると，より詳しい観察ができる．この標本では，ヘリング小体のような神経下垂体の分泌物が濃紫色に染まっているほか，中間部の濾胞内腔の分泌物も同じ色調に染まっている．動物では，前葉と中間部の間に隙間が存在するので，両者を区別しやすい．

B 下垂体前葉（イヌの下垂体，AF-MG 染色）

前葉細胞は，赤色ないしオレンジ色に染まる酸好性細胞，青紫色に染まる塩基好性細胞，色素嫌性細胞に区別できる．現在では，抗体を用いてホルモンを直接染める方法が一般的である（下図）．

（下図）サルの下垂体（TSH の免疫組織化学）

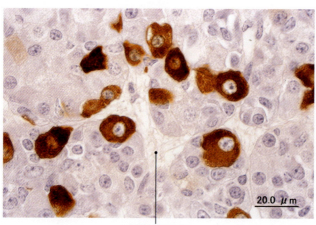

洞様毛細血管

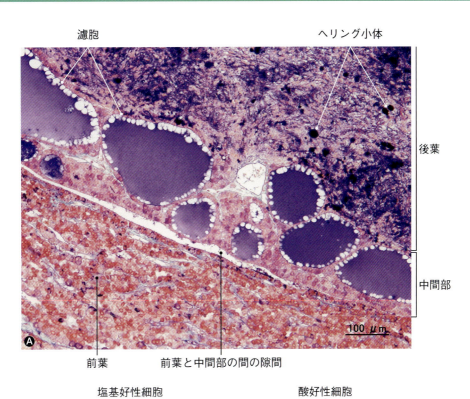

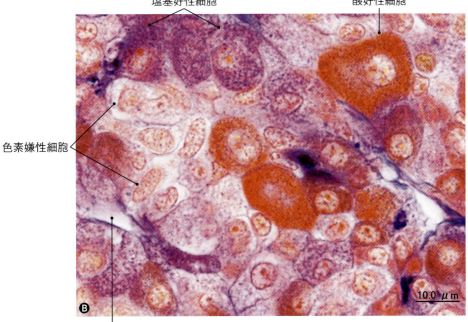

3 神経分泌

 漏斗から下垂体後葉へ（ラット，アルデヒドフクシン＋ケルンエヒトロート染色）

　神経分泌を行うニューロン（**神経分泌細胞** neurosecretory cells）は，大型のものと小型のものに分けられる．大型の神経分泌細胞（**大細胞性神経分泌系** magnocellular neurosecretory system）は**室傍核**（下図）と**視索上核**にあり，その軸索は漏斗を経て下垂体後葉に達し，ここで血管に向けてホルモンを放出する．主な産生物質は**バソプレッシン** vasopressin と**オキシトシン** oxytocin である．

　図A（矢状断）では，アルデヒドフクシンにより，産生物質が濃紫色に染まっている．視床下部の**漏斗** infundibulum を経て，陽性軸索が後葉まで達していることがわかる．

 弓形核と正中隆起（マウスの視床下部，チロシン水酸化酵素の免疫組織化学）

　小型の神経分泌細胞（**小細胞性神経分泌系** parvocellular neurosecretory system）は第三脳室の周囲部にあり，軸索を**正中隆起** median eminence に送り，そこに発達する血管系（下垂体門脈系）に向けて分泌物を放出する．

　弓形核（弓状核）は，それらのニューロンが集まる重要な核の1つである．この標本ではチロシン水酸化酵素に対する抗体を用いて染めてある．染まっている構造物の多くはドパミン産生ニューロンで，線維は正中隆起の下半分に集積している．

（下図）マウスの視床下部の前頭断（バソプレッシンの免疫組織化学）

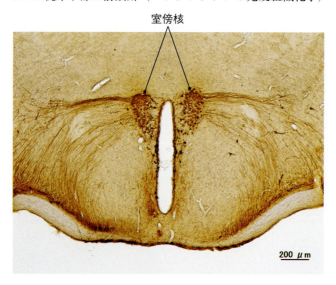

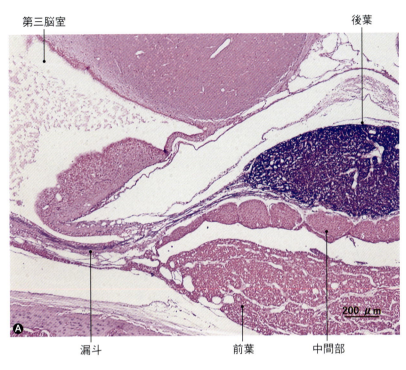

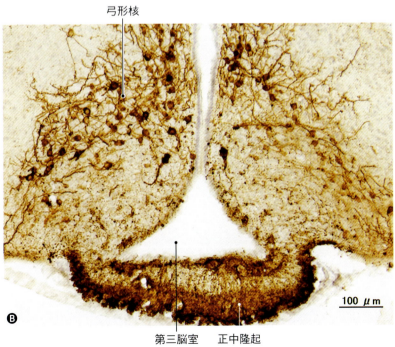

4 松果体

松果体（ヒト，HE 染色）

松果体 pineal gland は第三脳室の後壁が後方に突出し，内分泌器官として変化したものである．松果体の表層を軟膜が覆い，その延長部分が松果体の実質内に進入し，結合組織性の中隔をつくる．その結果，実質は不整形の小葉に分かれる．

松果体細胞（ヒト，HE 染色）

松果体は，**松果体細胞** pinealocytes あるいは**主細胞** chief cells とよばれる内分泌細胞が集合してできている．主細胞は多角形の細胞で，細胞質はエオジンで淡く染まる．核は大きく明るい．主細胞は神経細胞が変化したものであり，神経膠細胞によって囲まれたり，絶縁されたりしている．神経膠細胞の核はいびつで，主細胞のものより暗調である．

ヒト，特に老人の松果体では石灰化した沈着物（**脳砂**）が細胞間隙にたくさんみられる．大きさはさまざまで，金平糖のようなとげをもつもの（下図）や，同心円状の模様をもつものが多い．

（下図）ヒトの松果体（HE 染色）

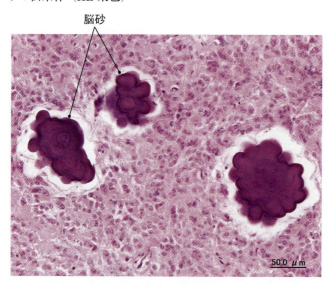

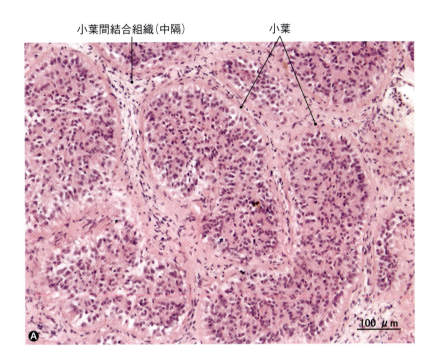

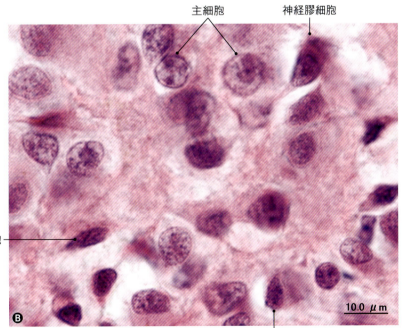

5 甲状腺

A 濾胞（ヒト）

甲状腺 thyroid gland は，上皮細胞からなる袋状の**濾胞** follicle が多数集まってできている．**濾胞上皮** follicle epithelium は単層の立方ないし円柱上皮で，濾胞の内容物が充満すると扁平になる．濾胞腔は，エオジン好性のゼラチンのような**コロイド** colloid を蓄えている．濾胞の間にわずかな疎性結合組織があり，ここに豊富な毛細血管網がみられる（濾胞周囲毛細血管網）．

濾胞腔のコロイドは均質無構造にみえるはずで，コロイド中に出現するいろいろな構造物の多くは人工産物である．濾胞上皮の近くにみられる大小の空胞も，人工的なものと考えられている．

B 濾胞傍細胞（イヌ，CGRP の免疫組織化学＋ヘマトキシリン核染）

濾胞と濾胞の間，あるいは濾胞上皮の外側（基底側）に豊かな細胞質をもつ大型の細胞が小集団をなして，あるいは孤立して出現する．この細胞が濾胞腔に顔を出すことはない．**濾胞傍細胞** parafollicular cells（あるいは **C 細胞**）とよばれるこの細胞は，**カルシトニン** calcitonin を産生する内分泌細胞である．HE 染色標本では，まわりの濾胞上皮細胞より明るいことで同定できる．産生物質であるカルシトニンや CGRP に対する抗体を使えば，それらを特異的に染めることができる．濾胞傍細胞は，イヌ，ネズミ，モルモットでは数が多いが，ヒトの甲状腺で探すのは困難である．

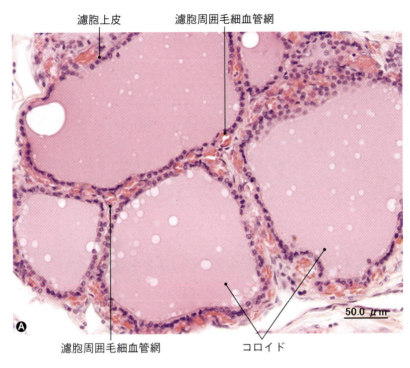

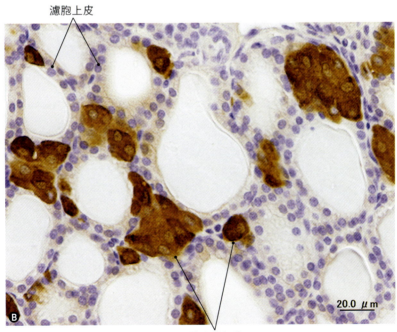

6 上皮小体

 上皮小体（ヒト，HE染色）

　上皮小体 parathyroid gland（副甲状腺）は，**上皮小体ホルモン** parathyroid hormone（PTH）を分泌する小さな内分泌器官である．

　上皮小体の実質をつくる腺細胞が索状や塊状の集団をつくり，細胞間には毛細血管が発達する．内分泌細胞には主細胞と酸好性細胞の2種類がある．数が多い**主細胞** chief cells は丸い核と明るい細胞質をもつ多角形の細胞である．**酸好性細胞** oxyphil cells は主細胞のあいだに散在性に，あるいは集団をつくって出現する．この細胞は主細胞より大きく，エオジンでよく染まる広い細胞質をもつ．核は主細胞のものより濃縮した感じで暗くみえる．

　上皮小体ホルモンは血中のカルシウム濃度を高めるホルモンである．主細胞は血中のカルシウム濃度をモニターするために，センサーである受容体 calcium-sensing receptor（CaSR）を発現している．下図では上皮小体の全体が CaSR に対する抗体で染まっている．

（下図）マウスの甲状腺（CaSR の免疫組織化学）

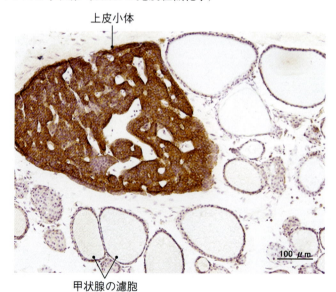

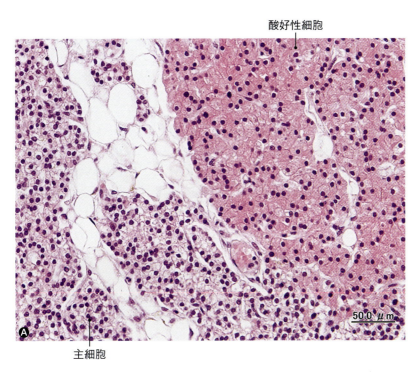

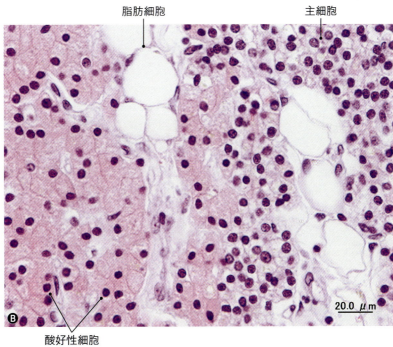

7 副腎 (1)

A 副腎（サル，重クロム酸カリウムを含む液で固定，HE 染色）

副腎 adrenal gland は被膜で包まれた腺組織で，由来がまったく異なる2つの部分，皮質 cortex と髄質 medulla からなる．

皮質は1種類の細胞からなるが，細胞の配列が部位により異なるため，外側から**球状帯** zona glomerulosa，**束状帯** zona fasciculata，**網状帯** zona reticularis に分けられる．球状帯は被膜のすぐ内側にある層で，小型の細胞が集まって球状または半球状に並んでいる．束状帯は細胞が柱状に長く並ぶ層で，最も厚い．ここの細胞は大型で明るい細胞質をもつので，束状帯の全体が明るくみえる．網状帯は細胞索が分岐吻合し，網状の配列を示す層である．細胞は球状帯の細胞に似て小さく，核も細胞質も濃染する．

図 A は浸漬固定してあるため，血管（洞様毛細血管）がつぶれてしまっている．一方，下の図の標本は灌流固定してあるので，血管（洞様毛細血管）の内腔が拡張している．

B 副腎皮質（サル，重クロム酸カリウムを含む液で固定，HE 染色）

皮質の細胞は一般に細胞質中に多くの脂肪滴をもつ．特に，束状帯の細胞では細胞質に脂肪滴が充満している．これらの細胞はパラフィン切片では空胞状にみえるので，**海綿状細胞** spongiocytes とよばれる．

（下図）サルの副腎（HE 染色）

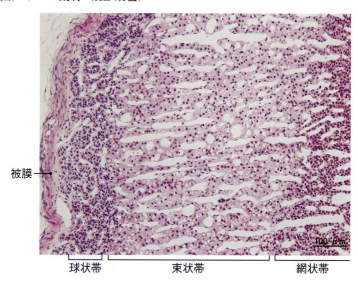

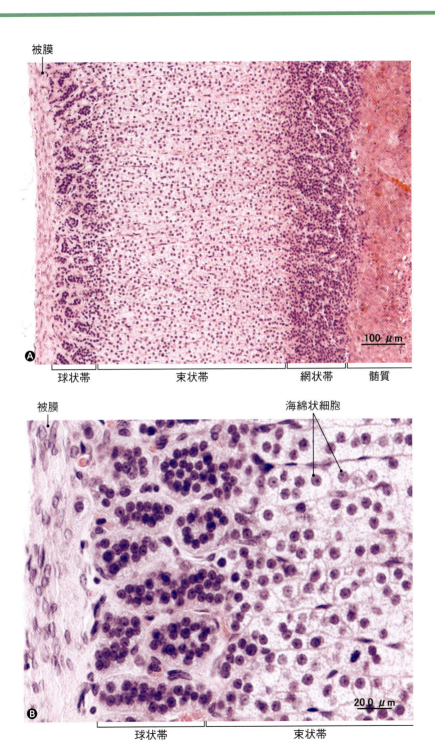

8 副腎(2)

 副腎髄質（サル，重クロム酸カリウムを含む液で固定，HE染色）

　髄質を構成する細胞は大型で，豊かな明るい細胞質をもつ．この標本はクロム塩を含む液で固定してあるため，髄質がクロム親和性を示し，全体に褐色調になっている．この現象を**クロム親和反応** chromaffin reaction という．副腎髄質は，代表的な**クロム親和組織**である．

　髄質の中央部に内腔が拡張した静脈，**中心静脈** central vein が走っている．

 髄質細胞（サル，重クロム酸カリウムを含む液で固定，HE染色）

　不規則に走る細胞索の間に洞様血管網が発達する．髄質を構成する**クロム親和細胞** chromaffin cells には，ノルアドレナリン（NA）細胞とアドレナリン（A）細胞があり，NA細胞がより強いクロム親和反応を示す．髄質細胞にはさまれて小型のいびつな核がみられるが，これらは**支持細胞** sustentacular cells の核である．この細胞は長い細胞質突起を髄質細胞の間に伸ばしており，髄質細胞とはニューロンとグリアの関係にある．

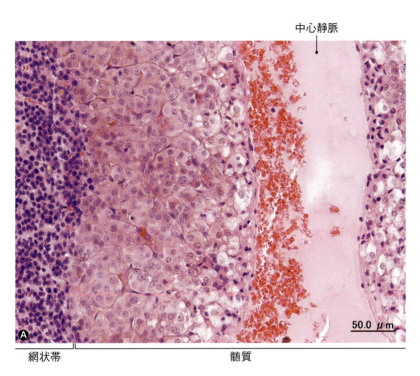

中心静脈

50.0 μm

Ⓐ

網状帯　　　髄質

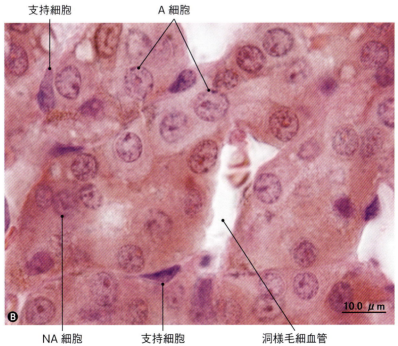

支持細胞　　A細胞

10.0 μm

Ⓑ

NA細胞　　支持細胞　　洞様毛細血管

9 頸動脈小体

頸動脈小体（ヒト，HE染色）

頸動脈小体（ヒト，HE染色）

頸動脈小体 carotid body は，副腎髄質と同じく神経組織（**神経堤** neural crest）に由来し，副腎髄質とともに**パラガングリオン** paraganglion に分類される．副腎髄質と違う点は，内分泌器官というより化学受容器としての性格が強いことである．

頸動脈小体は内・外頸動脈の分岐部に存在する．小体内には，豊富な血管分布と密な神経支配が認められる．

主細胞 chief cells とグリア系の**支持細胞** sustentacular cells から構成されるが，この図では両者の区別がむずかしい．主細胞は神経終末と密接な関係にある．

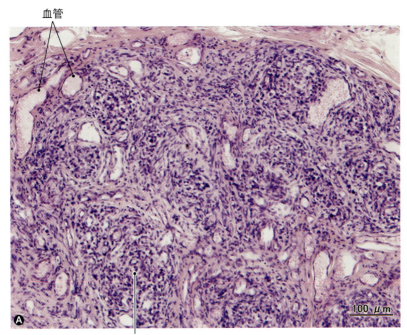

血管

頚動脈小体の実質

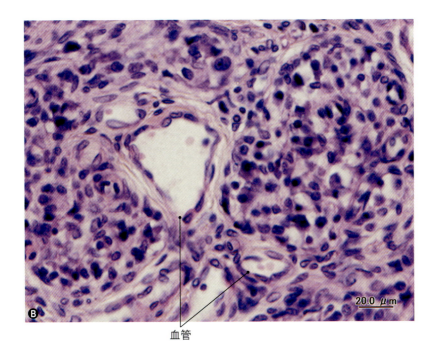

血管

第21章 感覚器

　感覚器 sensory organs の構成は2種類に区別される．1つは神経細胞ないしその突起（樹状突起）自体が刺激の受容と伝達を行うもの（嗅覚器，各種の神経終末装置，自由終末など），もう1つは**感覚細胞** sensory cells が刺激を受容して神経に興奮を伝達するタイプである（味覚器，視覚器，平衡聴覚器，メルケル細胞など）．本章では，嗅覚器，視覚器，平衡聴覚器を扱い，これ以外は神経組織，口腔，皮膚の章などで触れる．

　感覚器では，神経細胞や感覚細胞を補佐し栄養を与える**支持細胞** supporting cells, sustentacular cells が共存する．支持細胞はグリア細胞に近縁のものから，通常の上皮細胞まで，その素性はさまざまである．

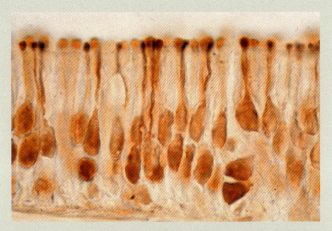

（ラットの嗅細胞，PGP9.5 の免疫組織化学）

1 嗅覚器

A 鼻粘膜の嗅部（ヒト，HE染色）

　嗅覚器を担当する鼻粘膜の**嗅部** olfactory area は，**嗅上皮** olfactory epithelium とその下の粘膜固有層とからなる．鼻腔を観察する際に，まず嗅部を呼吸部から区別しなければならない．嗅上皮も呼吸部上皮と同様に多列上皮からなるが，上皮の厚さが呼吸部上皮よりも厚く，細胞がより整然と並んでいる．図Aの矢印は両者の境界部を示している．固有層には小型の嗅腺（**ボウマン腺** Bowman gland）が散在しており，導管により嗅上皮の表面に分泌物が運ばれる．嗅上皮の自由面はこの腺から分泌される粘液（支持細胞の分泌物も混じる）によって保護されており，外気が直接嗅細胞やその突起に触れるわけではない．

B 嗅上皮（ヒト，HE染色）

　嗅上皮は，大きく3種類の細胞からなる．すべての細胞が基底膜と接しているが，核の位置が違うために多列にみえる．基底膜上に並ぶやや小型の細胞は**基底細胞** basal cells で，この細胞は上皮の自由面には達しない．感覚細胞である**嗅細胞** olfactory cells は2段目以降に並ぶ紡錘形をした細胞である．しかし，この細胞から上下2方向に伸びる樹状突起と軸索は，免疫組織化学で染めないとよくみえない（前ページ参照）．嗅上皮の最上段に密に並ぶ，細長い核をもつ細胞は**支持細胞** supporting cells であり，核上部の幅広い細胞質は，自由面に達している．支持細胞の核下部の細胞質は急に細くなり，基底膜まで伸びている．

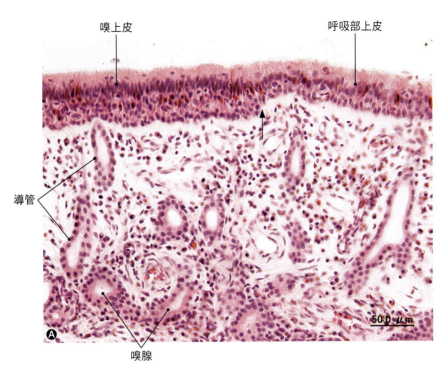

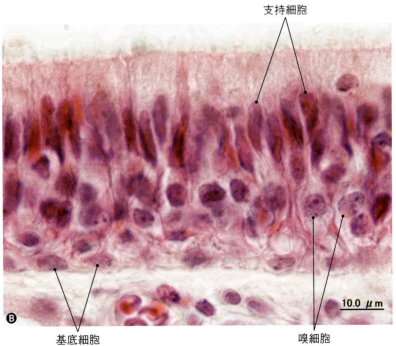

2 視覚器（1）

A 角膜（サル，HE染色）

　角膜 cornea は皮膚と由来が同じであり，表皮に相当する角膜上皮と真皮に相当する角膜固有質からなる．**角膜上皮** corneal epithelium は，細胞が5〜6層配列したもので，皮膚と異なり角化しない．上皮直下には無構造にみえる**前境界板** anterior limiting membrane（または**ボウマン膜** Bowman membrane）がある．前境界板と後述する後境界板は，基底膜が非常に厚くなったものである．密性結合組織の**角膜固有質** substantia propria は角膜の厚さの大部分を占める．この層では，平行に規則正しく走る膠原線維のなかに**角膜細胞**とよばれる一種の線維芽細胞が散在している．角膜の後面には，前境界板と類似の**後境界板** posterior limiting membrane（または**デスメの膜** Descemet membrane）があり，後面の表層は単層立方の**角膜内皮** corneal endothelium で覆われる．

B 水晶体（ヒト，HE染色）

　水晶体 lens は，全表面を均質無構造の**水晶体包** lens capsule で包まれている．水晶体包は基底膜が変化したもので，糖質に富む．水晶体の本体は**水晶体上皮** lens epithelium と，それがきわめて細長くなった**水晶体線維** lens fibers からなる．水晶体上皮は単層の立方上皮で，水晶体の前面にだけみられる．上皮細胞は水晶体の辺縁部（赤道面）に近づくと急に細くなり，水晶体線維に移行する．水晶体線維は水晶体の中心に向かうにつれて核を失う．

（下図）ヒトの眼球の全景（HE染色）

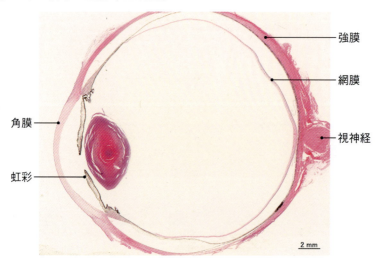

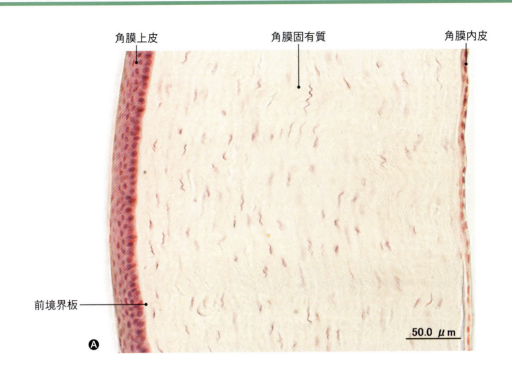

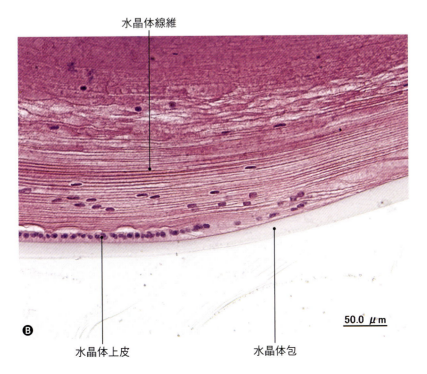

3 視覚器 (2)

 虹彩（ヒト，瞳孔近く，HE 染色）

 虹彩（ヒト，基部近く，HE 染色）

　虹彩 iris は水晶体の前にあり，カメラの絞りの役をする．虹彩は前面から後面に向かって，虹彩内皮，虹彩支質，網膜虹彩部（虹彩上皮）に分けられる．
　虹彩内皮は虹彩の前面にメラニン色素に富む線維芽細胞が集まった層で，内皮という名前に反して上皮としての連続性がない．**虹彩支質**はメラニン細胞を含む疎性結合組織で，虹彩後面に近いところでは血管に富む．支質には，**瞳孔括約筋**と**瞳孔散大筋**の 2 種類の平滑筋が存在し，前者は瞳孔付近でそれを輪状に取り囲んでいる．一方，網膜虹彩部に近接して，薄い平滑筋の層が瞳孔付近から虹彩の基部まで走る．これが瞳孔散大筋である．この筋は，虹彩の前上皮の細胞質突起が層状に集まってできている．
　虹彩の後面は 2 層の立方上皮からなる**網膜虹彩部**で覆われる．虹彩支質側の上皮層は**前上皮細胞層**または**虹彩筋色素上皮層**とよばれる．水晶体側の上皮層は**後上皮細胞層**（**色素性虹彩後上皮**）とよばれ，後眼房に面する．両方の細胞層とも細胞内にメラニン色素を大量に含むため 2 層を区別することは困難であるが，胎児の虹彩ではメラニン色素の量が少ないので，2 層を区別できる（下図）．

（下図）ヒト胎児の虹彩（HE 染色）

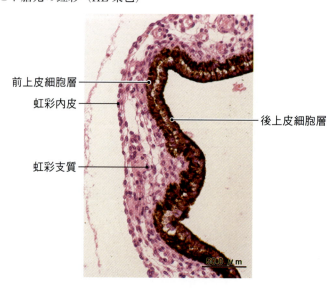

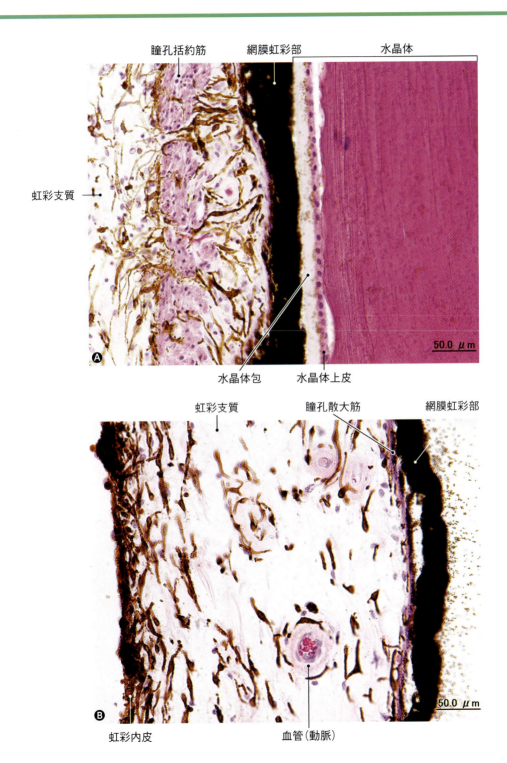

4 視覚器 (3)

A 虹彩角膜角（ヒト，HE 染色）

虹彩と角膜の基部がつくる角を**虹彩角膜角**といい，前眼房の隅にあたる．ここで，角膜固有質の膠原線維は**強膜** sclera に移行する．角膜の後境界板と角膜内皮は消失し，代わりに**櫛状靱帯**が現れる．これは結合組織性の小柱が連なって密な網工をつくったもので，**小柱網** reticulum trabeculare ともよばれる．小柱の表面は角膜内皮から続く単層扁平上皮で覆われる（核が密集する）．小柱網の網の目を**虹彩角膜角隙**（フォンタナ Fontana 腔，矢印）といい，**眼房水**は最後にここに入り，次いで**強膜静脈洞**（シュレム Schlemm 管）に注ぐ．

B 毛様体（ヒト，HE 染色）

毛様体 ciliary body は，前方の**ヒダ部** pars plicata と後方の**扁平部** pars plana とに分けられる．ヒダ部では，経線方向に 70〜90 条のヒダがみられる．組織標本では，毛様体筋が収縮するため，ヒダは細かな隆起をつくり（**毛様体突起**），毛様体上皮の表面は複雑に入り組んでいる．

毛様体の主たるものは，厚い平滑筋である（下図）．その表面（内側）を網膜視部に続く**網膜毛様体部**が覆う．網膜毛様体部は 2 層の立方上皮からなり，内側の上皮はメラニン色素を含んでおらず，**無色素上皮** non-pigment epithelium とよばれる．この層の下には，大量のメラニン色素を含む**色素上皮** pigment epithelium があり，網膜視部の色素上皮層から続いている．上皮下には，メラニン含有細胞を含む疎性結合組織があり，血管が豊富に存在することから，**血管層**とよばれる．

（下図）サルの毛様体（HE 染色）

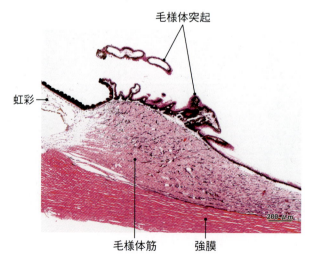

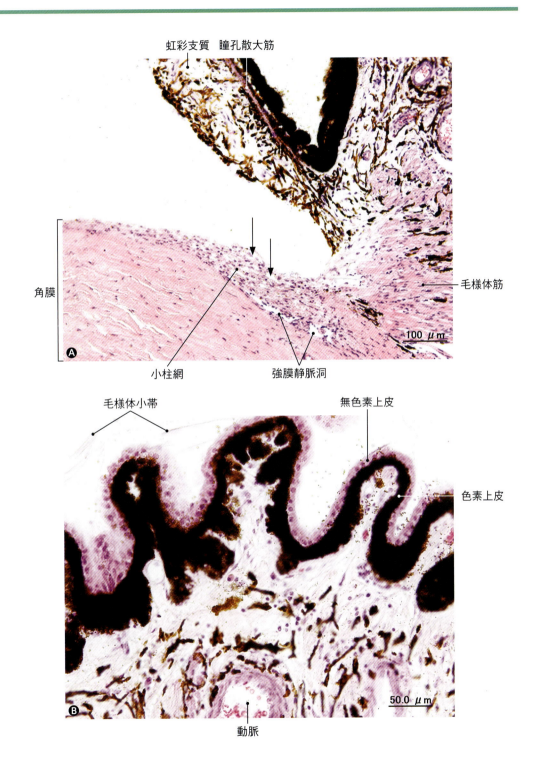

5 視覚器 (4)

A 網膜（サル，HE染色）

網膜 retina の最外層には立方上皮である**網膜色素上皮層**があり，核上部にメラニン色素が集積している（下図）．色素上皮層の内側には，**杆状体視細胞** rod cells と**錐状体視細胞** cone cells が並ぶが，視細胞の突起である杆状体と錐状体が集まって**杆体錐体層**をつくり，両者は内節の部分で区別できる（下図）．これらの細胞の核が集まったのが**外果粒層** outer granular layer である．その内側には，**外網状層** outer plexiform layer，**内果粒層** inner granular layer，**内網状層** inner plexiform layer，神経節細胞層，神経線維層と続く．

B 脈絡膜（ヒト，HE染色）

網膜の外側に色素細胞と血管に富む**脈絡膜** choroid（ブドウ膜 uvea）があり，その外側を密性結合組織である**強膜** sclera が覆っている．

脈絡膜の主要な部分を占める固有質は多数のメラニン細胞を含む疎性結合組織からなり，ここを太い動静脈が走るので**血管板**ともよばれる．脈絡膜固有質の内側では，色素上皮層に接して毛細血管が密な層があり，**脈絡膜毛細血管板**とよばれる．

（下図）サル網膜の杆体錐体層の拡大（HE染色）

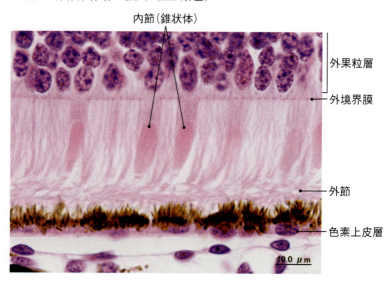

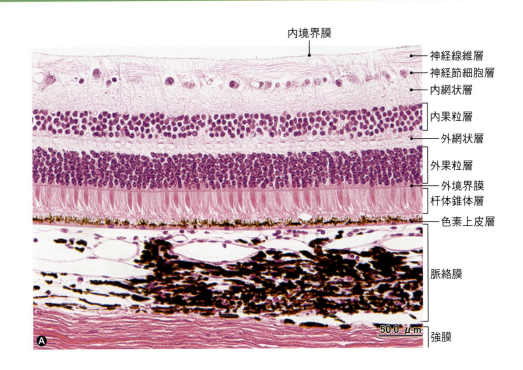

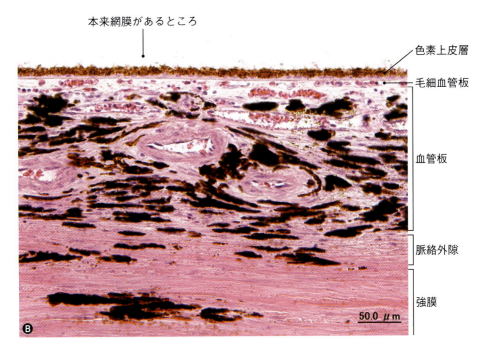

6 視覚器 (5)

 網膜内のグリア要素（ラットの網膜，S100タンパク質の免疫組織化学）

　網膜固有のグリア細胞として，ミュラー細胞 Müller cells（放射状膠細胞）がある．この細胞が上下に伸ばす細胞突起がつくる内外の境界膜まで同様に赤く染まっている．この標本では，すべての細胞の核が緑色に染まっている．

　これ以外のグリア要素には，脳組織に広くみられる星状膠細胞があり，網膜の内層に多くみられ，血管との関係が深い．

 視神経円板（ヒト，HE染色）

　網膜の神経細胞層にある神経細胞の軸索は，**視神経円板**に向かい，ここで強膜の続きの薄い結合組織の膜，すなわち**強膜篩板**を貫いて視神経となる．視神経が眼球壁を出るところでは網膜がないため，盲点になる．

第 21 章 感覚器　367

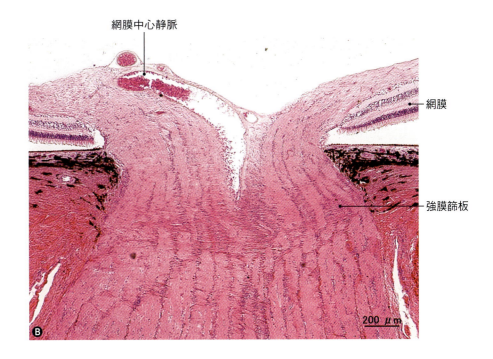

7 視覚器 (6)

上眼瞼（ヒト，HE 染色）

図 A と B は連続している．眼瞼の外表面は皮膚で，内表面は粘膜性の重層円柱上皮で覆われる．外から内に向かって，眼輪筋，瞼板前結合組織，瞼板，眼瞼結膜の各層に分かれる．眼輪筋は厚い横紋筋であるが，眼瞼の基部には 2 種類の小筋があり，**上眼瞼挙筋**（横紋筋）と**上瞼板筋**（平滑筋）とよばれる．

眼瞼の内側を覆う眼瞼結膜の上皮には杯細胞が出現し，粘液を分泌する．また涙腺（眼瞼部）が存在する（下図）．**眼瞼結膜** palpebral conjunctiva は外界からの異物の侵入がたえずあるため，正常でもリンパ球浸潤や小型のリンパ小節がみられる．

瞼板は緻密な結合組織からなる板で，眼瞼の形を保持する．上瞼板内に**瞼板腺** tarsal glands（**マイボーム腺** Meibom glands）があり，眼瞼縁に垂直に並び，大きな導管が眼瞼の下端に開いている．

（下図）ヒトの上眼瞼の結膜と小涙腺（HE 染色）

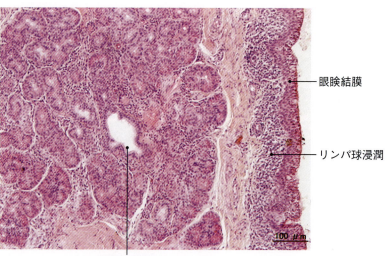

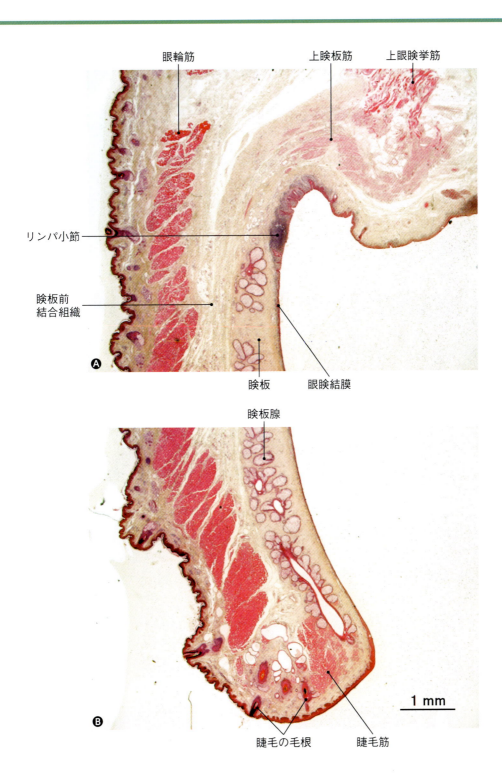

8 視覚器 (7)

A 瞼板腺（前ページの標本の一部拡大）

瞼板腺は典型的な脂腺であるが，毛がまったく付随しない独立脂腺である．終末部は大きな導管にまとまり，眼瞼の先端に開く．

B 眼瞼の腺（前ページの標本の一部拡大）

眼瞼の縁（下端）の皮膚はいくぶん厚く，ここには睫毛（まつげ）eyelashes が 2～3 列生えている．その毛根は瞼板に達する．睫毛の根部には毛に付随する脂腺（ツアイス腺 Zeis glands）と睫毛腺 ciliary glands（モル腺 Moll glands）が認められる．後者はアポクリン汗腺の一種であるが，終末部の腺腔が著しく拡張し，腺細胞が扁平化しているのが特徴である．睫毛の近くに，眼輪筋から離れて横紋筋が存在し，睫毛筋とよばれる（前ページの図 B 参照）．

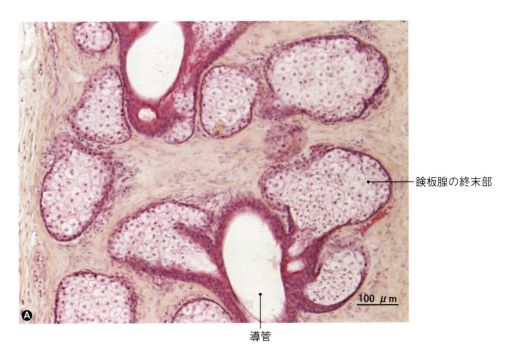

瞼板腺の終末部

導管

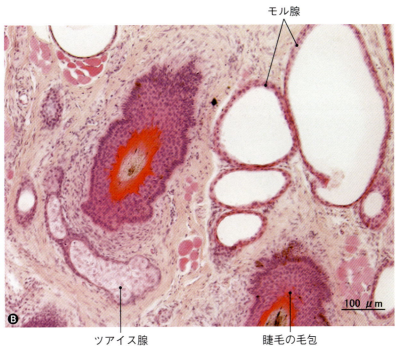

モル腺

ツアイス腺　　睫毛の毛包

9 平衡聴覚器 (1)

外耳道（ヒト，HE染色）

外耳 external ear の入口から鼓膜までの細長い管を**外耳道**という．外から 1/3 は皮下に軟骨があり，内側の 2/3 は骨に接しているので，それぞれ**軟骨部**，**骨部**とよばれる．下図は軟骨部で，図 A はその拡大図である．外耳道の皮膚では，真皮乳頭は発達せず，特に骨部の表皮は皮膚に比べるとかなり薄くなる．軟骨部の皮下組織には，毛包や脂腺，アポクリン汗腺の一種である**耳道腺** ceruminous glands がある．

鼓膜（ヒト，HE染色）

外耳と**中耳** middle ear は**鼓膜** tympanic membrane によって境され，鼓膜より内部を**鼓室** tympanic cavity という．

鼓膜は3層構造をしており，外耳道の続きである**皮膚層**，鼓室粘膜の続きである**粘膜層**，両者にはさまれる結合組織（**固有層**）からなる．皮膚層は重層扁平上皮からなるがかなり薄い．粘膜層は鼓室上皮の続きであり，ここでは単層の扁平上皮になっている．固有層は膠原線維主体の密性結合組織で，外耳側は鼓膜の中心から辺縁に向かい放射状に，鼓室側は鼓膜の中心部から同心円状に配列する．したがって，切片上では，外層と内層が直交しているようにみえる．鼓膜は血管に富む組織で，皮膚層近くに血管が多い．

（下図）ヒトの外耳道（HE染色）

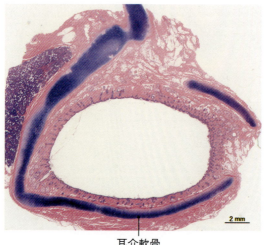

耳介軟骨

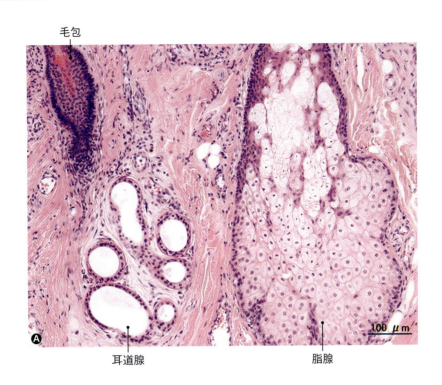

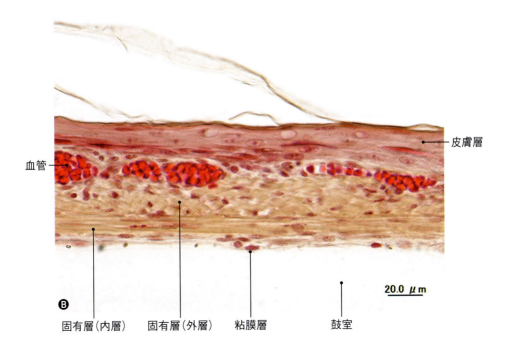

10 平衡聴覚器（2）

平衡斑（モルモット，HE染色）

内耳 internal ear は，側頭骨のなかで複雑な走行を示す管状の洞窟（**骨迷路** osseous labyrinth）であり，その内部に，骨迷路と似た形の膜性の閉鎖管系である**膜迷路** membranous labyrinth を含んでいる．膜迷路の一部が肥厚して平衡覚と聴覚の感受装置になる．下図は，卵形嚢と半規管の膨大部が連続した部位で，平衡斑と膨大部稜が観察される．

膜迷路を覆う上皮は単層の扁平上皮で，まわりを薄い結合組織が取り囲む．膜迷路と骨迷路の間の空間は**外リンパ隙**とよばれ，細い膠原線維索が細胞（一種の内皮細胞）とともに疎な網工をつくっている．膜迷路のなかと外リンパ隙には液体が充満しており，それぞれ**内リンパ**，**外リンパ**とよばれる．

平衡感覚をつかさどる平衡斑は，膜迷路が部分的に肥厚し特殊化したものであることがこの図からわかる．

平衡斑（モルモット，HE染色）

前庭に2か所ある平衡斑は半規管の膨大部とともに，平衡感覚を担当する．図Bは，**卵形嚢** utricle の**平衡斑（卵形嚢斑）**macula statica を示している．ここでの膜迷路は2層の厚い上皮になり，基底側に支持細胞が，内リンパ側に有毛細胞が並ぶ．感覚細胞である有毛細胞の自由面からは長い**平衡毛**（矢印）が生えて，**平衡砂膜**とよばれるゼリー状の層のなかに進入している．この標本では平衡砂膜ははっきりしないが，その上にのっている大小の**平衡砂（耳石）**statoconia は認められる．

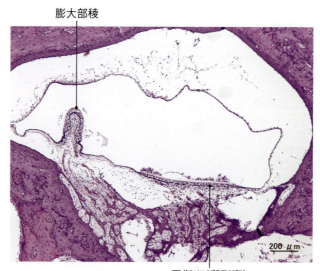

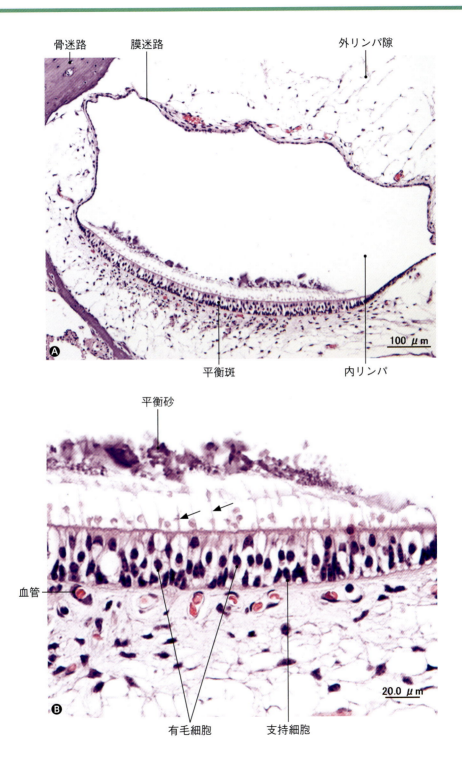

11 平衡聴覚器 (3)

膨大部稜（モルモット，HE染色）

3本の半規管が前庭に開くところを**脚**といい，各半規管とも2脚あるが，脚のどちらか一方がふくらみ，（膜）**膨大部**をつくる．膨大部にある感覚装置は膜迷路が畝状に肥厚隆起したもので，**膨大部稜** crista ampullaris とよばれる．ここでは，上皮下の結合組織が隆起し，それを覆う上皮も厚くなり感覚上皮を形成する．感覚上皮の頂部を**ゼラチン頂**（または**クプラ** cupula）が覆っており，有毛細胞の毛が深く進入している．

内耳の標本づくりでは，モルモットの脱灰標本をよく使う．中耳と内耳がそっくり取り出しやすく，基本構造はヒトやサルのものと違いがない．

膨大部稜の上皮（サル，HE染色）

膨大部稜の感覚上皮は，平衡斑のそれとほぼ同じであり，**有毛細胞**と**支持細胞**からなる．有毛細胞は上皮の高いところに位置し，基底膜上に支持細胞が並ぶ．

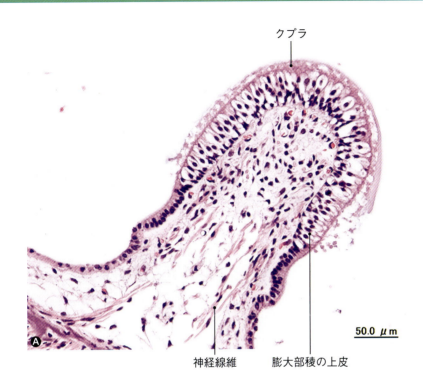

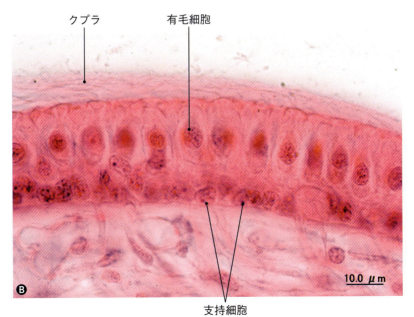

12 平衡聴覚器 (4)

A 蝸牛（モルモット，HE染色）

膜迷路である**蝸牛管** cochlear duct は骨らせん板の先端に**前庭階**と**鼓室階**にはさまれて存在する三角形の管である．蝸牛管の底面が重要で，蝸牛の中心側の**骨らせん板**と外側の**らせん膜**が基礎となり，らせん膜上には聴覚受容器である**らせん器** spiral organ（**コルチ器** Corti organ）が存在する．

前庭階と鼓室階は外リンパで，蝸牛管のなかは内リンパで満たされている．蝸牛管と前庭階は**前庭膜**（**ライスナー** Reissner 膜）で境されている．

蝸牛管の底面にあたる**らせん板縁**は，骨らせん板の骨膜が膨隆したもので，2方向に伸び，一方で**蓋膜**の基部をつくり（前庭唇），他方でらせん器の**基底板**に連なる（鼓室唇）．

B らせん器（モルモット，HE染色）

らせん膜は3層構造を示し，①**蝸牛管の上皮**，②鼓室階の天井を覆う**鼓室階被層**，③両者にはさまれる**基底板**である．蝸牛管の上皮はここで分化して種々のタイプからなるらせん器（コルチ器）をつくる（細胞の構成と名称は下図を参照）．

らせん器を構成する細胞は，感覚細胞と支持細胞の2種に大別される．**内柱細胞**と**外柱細胞**は，らせん器のなかに出現する三角形の**内トンネル**とよばれる空所の両側に位置する支持細胞である．**内**および**外有毛細胞** inner and outer hair cells はともに音を感じる細胞である．内有毛細胞は内柱の内側に1列，外有毛細胞は3～5列に配列している．音の情報を中枢に伝える知覚神経は内および外有毛細胞の基部に密に分布し，そこで有毛細胞とシナプスを形成する．両細胞群を橋渡しするかのように，切片上では1～2本の神経線維が内トンネルを横切っている（矢印）．

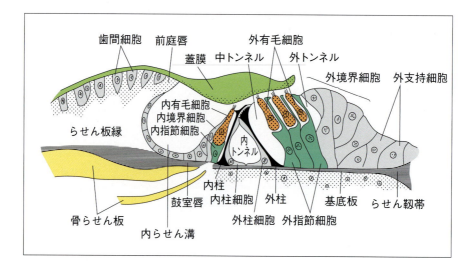

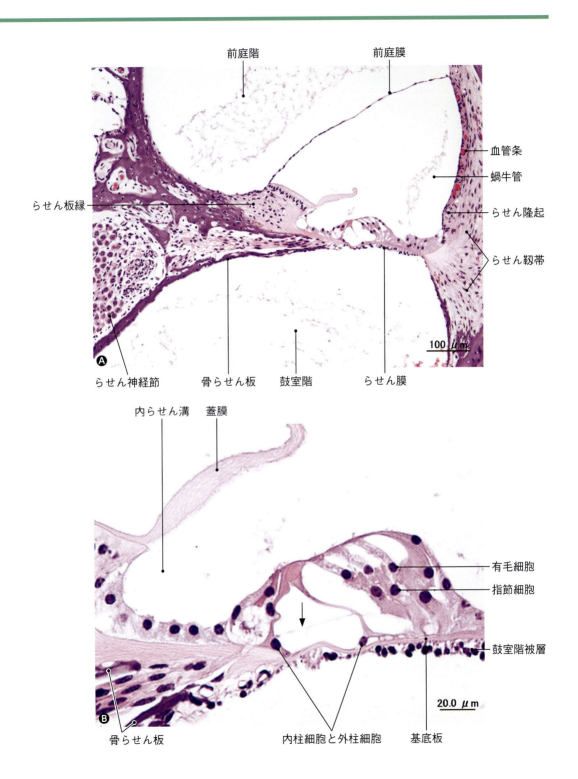

和文索引

あ

アウエルバッハの筋間神経叢　220
アズール（好性）果粒　118
アストログリア　96
アドレナリン（A）細胞　350
アポクリン汗腺　42, 324
アポクリン突起　42, 324
アポトーシス　20
暗調A型精祖細胞　276
暗調域　148

い

胃　206
移行上皮　28
胃腺　206
異染性　58
一次精母細胞　276
一次セメント　180
一次線毛　18
一次卵胞　296
胃底腺　206
伊東細胞　230
胃表面上皮細胞　206
陰窩　156, 216
陰核　314
陰核海綿体　314
陰核亀頭　314
陰茎海綿体　290
陰部神経小体　314

う

運動終板　86

え

衛星細胞　102
栄養膜　310
栄養膜合胞体層　310
栄養膜細胞層　310

エックリン汗腺　324
エナメル芽細胞　188
エナメル器　186
エナメル質　174
エナメル小柱　174
エナメル叢　174
エナメル葉　174
エブネル腺　194
エルガストプラズマ　4, 36, 238
遠位尿細管　266
沿岸細胞　152
塩基好性細胞　336
塩基好性白血球　122
円柱上皮細胞　216

お

黄色骨髄　126
黄体　302
オキシトシン　340
オステオン　70
　——の改築　78
オリゴデンドログリア　98

か

外果粒層　364
外棍　330
外根鞘　326
介在層板　72
介在板　88
介在部　40, 198, 236
外上皮細胞層　326
外帯　268
外弾性膜　130
外柱細胞　378
海綿骨　78
海綿状細胞　348
外網状層　364
外卵胞膜　300
外リンパ隙　374
カウパー腺　288

蝸牛管　378
角化　28
顎下腺　200
角質層　320
核周部　94
核の鎖線維　86
核の袋線維　86
角膜　358
角膜固有質　358
角膜細胞　358
角膜内皮　358
かご細胞　42
ガストリン　212, 222
褐色脂肪細胞　58
褐色脂肪組織　58
ガラス軟骨　64, 246
果粒層　296, 320
果粒層黄体細胞　302
カルシトニン　344
眼瞼結膜　368
汗口　320
肝細胞　228
間細胞　278
間質細胞　268, 278
杆状核好中球　118
杆状細胞　170
管状腺　34
環状層板　70
杆状体視細胞　364
杆状内皮細胞　170
肝小葉　226
関節軟骨　78
眼房水　362
眼輪筋　368

き

気管　246
気管支　248
気管軟骨　246
基礎層板　70

和文索引

基底果粒細胞　222
基底細胞　26, 196, 246, 282, 324, 356
基底樹状突起　92
基底小体　18, 304
基底線条　40
基底層　306, 320
基底板　378
基底膜　26
亀頭　292
希突起膠細胞　98
機能層　306
球間区　176
弓形核　340
嗅細胞　356
吸収上皮細胞　216
球状帯　348
嗅上皮　356
嗅腺　356
嗅部　244
強靱結合組織　50
胸腺　160
胸腺依存域　158
胸腺細胞　162
強膜　362, 364
強膜篩板　366
強膜静脈洞　362
巨核球　124
曲精細管　274
棘突起　92
近位尿細管　266
筋型動脈　130
筋腱接合部　86
筋原線維　82
銀好性線維　52, 230
筋上皮細胞　42, 324
筋節　84
筋紡錘　86

区域気管支　248
グールマハティー細胞　262
クッパー細胞　228, 232
クプラ　376
クモ膜　112
グラーフ卵胞　298
クラブ細胞　252
クララ細胞　252
グリア細胞　96
グリア線維性酸性タンパク質　96
グリコゲン果粒　12
グリソン鞘　228
グリメリウス鍍銀法　222
クロム親和反応　350

形質細胞　60
頚動脈小体　352
頚粘液細胞　208, 210
血管極　262
血管層　362
血管内皮細胞　264
血管板　364
血管傍島　262
血小板　124
ケラチン　162
腱細胞　86
原始卵胞　296
瞼板　368
瞼板腺　368, 370
瞼板前結合組織　368

好塩基球　122
光輝線　88
後境界板　358
好銀性線維　48

膠原線維　48
虹彩角膜角隙　362
虹彩筋色素上皮層　360
虹彩支質　360
虹彩内皮　360
好酸球　120
格子線維　48
後上皮細胞層　360
口唇縁　192
口唇腺　192
好中球　118
喉頭　244
高内皮細静脈　158
合胞体　84
合胞体層　310
硬膜　112
後葉細胞　336
膠様組織　54
口輪筋　192
コーンハイム野　88
呼吸細気管支　250
鼓室　372
鼓室階　378
鼓室階被層　378
骨格筋線維　84
骨芽細胞　74
骨細管　72
骨細胞　72
骨小腔　72
骨髄　126
骨膜　70
骨迷路　374
骨らせん板　378
虎斑物質　94
鼓膜　372
固有胃腺　206
コラーゲン細線維　48
孤立リンパ小節　148
ゴルジ装置　4
ゴルジ野　6

和文索引　383

コルチ器　378
コロイド　344
混合腺　38
根鞘小皮　326

細気管支　248
サイトケラチン　14
細胞間橋　30
細胞間分泌細管　38
細胞質封入体　10
細胞内分泌細管　38, 210
細胞領域基質　64
細網細胞　52
細網線維　48, 56, 154
細網組織　52
細網内皮系　232
杯細胞　216, 246
刷子縁　16, 266
さや動脈　168
酸好性細胞　336, 346
酸好性白血球　120
酸ホスファターゼ　8

耳下腺　198
色素　10
色素嫌性細胞　336
色素上皮　362
色素性虹彩後上皮　360
子宮頸腺　312
子宮腺　306
糸球体　262
糸球体傍細胞　262
子宮内膜　306
軸索　92
刺激伝導系　140
歯根膜　184
視索上核　340
支持細胞　196, 350, 352, 356, 376

歯周靱帯　180
糸状乳頭　192
茸状乳頭　194
視神経円板　366
歯髄　178
耳石　374
脂腺　44
櫛状靱帯　362
室傍核　340
歯堤　186
耳道腺　372
歯肉　184
歯乳頭　186
歯胚　186
脂肪細胞　54
脂肪摂取細胞　230
脂肪組織　54
脂肪滴　12
シャーピー線維　184
車輪核　60
周囲帯　148
集合管　260, 266
集合細管　260
集合リンパ小節　148, 218
自由歯肉　184
自由神経終末　110
重層扁平上皮　28
十二指腸腺　214
周皮細胞　134
終末細気管支　250
終末部　34, 236
絨毛　216
絨毛間腔　308
絨毛膜　308
絨毛膜絨毛　308
絨毛膜板　308
絨毛マクロファージ　310
主細胞　208, 210, 282, 342,
　　346, 352
手掌型の皮膚　320

樹状細胞　322
樹状突起　92
シュミット・ランターマン切痕
　　104
シュレム管　362
シュワン細胞　102
シュワン鞘　104, 106
上衣細胞　100
小陰唇　316
漿液腺　36
漿液半月　38, 200
松果体細胞　342
上眼瞼挙筋　368
小汗腺　324
上瞼板筋　368
小膠細胞　98
小細胞性神経分泌系　340
小柱網　362
小動脈　132
小皮縁　16
上皮小体　346
上皮小体ホルモン　346
上皮性細胞　162
上皮性細網細胞　162
上皮内腺　32, 288
上皮内リンパ球　216
上皮様細胞　138
静脈　136
消耗性色素　10, 102
睫毛腺　370
小葉間結合組織　226
小葉間静脈　228
小葉間胆管　228
小葉間動脈　228
食道　204
糸粒体　6
塵埃細胞　254
腎盂　270
心筋線維　88
神経（性）下垂体　336

神経膠細胞　96
神経膠性血管周囲限界膜　98
神経周膜　108
神経上皮小体　256
神経節　102
神経節細胞層　364
神経線維層　364
神経堤　352
神経内膜　108
神経分泌細胞　340
腎小体　260, 262
心臓の弁　144
腎杯　260
腎盤　270
真皮　320
深皮質　150
真皮乳頭　320
真皮稜　332
心房性ナトリウム利尿ペプチド　144

水解小体　8
髄索　150, 152
髄鞘　98, 104
錐状体視細胞　364
水晶体上皮　358
水晶体線維　358
水晶体包　358
膵島　238
髄洞　150
髄放線　260
髄膜　112

精管　284
星細胞　230
精索　284
精子　276
精子細胞　276

成熟卵胞　298
星状膠細胞　96, 98
精上皮　276
星状網　188
精巣挙筋　284
精巣縦隔　274
精巣上体管　282
精巣中隔　274
精巣網　274, 280
精巣輸出管　282
精祖細胞　276
声帯ヒダ　244
正中隆起　340
精嚢　286
赤色骨髄　126
赤脾髄　164
石灰化球　176
石灰化条　176
舌下腺　200
赤筋線維　84
舌腱膜　194
舌乳頭　192
セメント芽細胞　180
セメント細胞　180
セメント質　180
ゼラチン頂　376
セルトリ細胞　278
セロトニン　292
腺（性）下垂体　336
線維芽細胞　50
線維軟骨　66
前境界板　358
線条縁　16, 216
前上皮細胞層　360
線条部　40, 198
腺体　34
先端樹状突起　92
前庭階　378
前庭ヒダ　244
前庭膜　378

全分泌　44
腺房　34, 36, 236
腺房細胞　238
腺房中心細胞　238
線毛　18
線毛細胞　304
前葉　336
腺蕾　32
前立腺　286
前立腺石　286

象牙芽細胞　178
象牙芽細胞下神経叢　182
象牙細管　176
象牙質　176
象牙前質　178, 182
爪床　332
層板小体　330
足細胞　264
束状帯　348
疎性結合組織　50

大陰唇　316
大汗腺　324
大細胞性神経分泌系　340
タイト結合　30
大肺胞細胞　254
胎盤　308
胎盤中隔　308
たが線維　170
多極神経細胞　92
タコ足細胞　264
脱落膜　308
脱落膜細胞　308
多列上皮　26
多列線毛上皮　244
単球　120
単細胞腺　32

和文索引

弾性型動脈　130
弾性線維　48
弾性軟骨　66
弾性板　130
単層円柱上皮　26
単層扁平上皮　24
単層立方上皮　24
胆嚢　234
淡明層　320

置換骨　76
腟　312
緻密骨　70, 78
緻密斑　262
中間径フィラメント　14, 94
中間層　188
中間洞　150
中間部　336
中心静脈　226, 350
中心動脈　166
中心乳糜腔　138, 216
中心リンパ管　138, 216
虫垂　218
中性好性白血球　118
中皮　24
頂上樹状突起　92
腸腺　216
直精細管　280

ツアイス腺　370
爪　332
蔓状静脈叢　284

ディッセ腔　230
デスメの膜　358

洞　126, 290
糖衣　216
導管　236
瞳孔括約筋　360
瞳孔散大筋　360
動静脈吻合　138, 332
洞内皮細胞　152
動脈周囲リンパ鞘　166
透明層　320
透明帯　296
洞様血管　126
洞様毛細血管　134, 228
トームス線維　178
独立脂腺　44, 316

内果粒層　364
内棍　330
内根鞘　326
内上皮細胞層　326
内帯　268
内弾性膜　130
内柱細胞　378
内トンネル　378
内皮　24, 130
内膜　134
内網状層　364
内卵胞膜　300
ナボットの小卵　312
軟骨小腔　64
軟骨柱　76
軟骨内骨化　76
軟骨膜　64
軟膜　112

二次精母細胞　276
二次セメント　180

二次卵胞　296
ニッスル小体　94
乳頭管　260
ニューロフィラメント　94
尿管　270
尿細管極　262
尿道　288
尿道海綿体　290
尿道球腺　288
尿道腺　288

粘液腺　36

脳砂　342
脳室脈絡叢　100
ノルアドレナリン細胞　350

胚芽層　320
肺小葉　248
胚中心　148, 154
肺胞管　252
肺胞上皮　254
肺胞中隔　252
肺胞嚢　252
肺胞マクロファージ　254
白色脂肪細胞　58
白体　302
薄板細胞　330
白脾髄　164
白膜　274, 296
破骨細胞　74
破歯細胞　188
バソプレッシン　340
パチニ小体　330
白筋線維　84
ハックスレイ層　326

ハッサル小体　160
パネート細胞　8, 218
ハバース管　70
パラガングリオン　352
半月　38
ハンター・シュレーゲル線条　174

脾小節　166
被蓋細胞　28
皮下組織　320
鼻腔　244
脾索　166
皮質迷路　260
皮小節　150
脾髄動脈　166
鼻腺　244
脾柱動脈　166
筆毛動脈　168
脾洞　164, 166
皮膚小稜　320
肥満細胞　58
表層細胞　324
表層粘液細胞　206
表皮　320

フィブリノイド　308
フォルクマン管　70
フォンタナ腔　362
副甲状腺　346
副細胞　208, 210
副腎　348
付着歯肉　184
付着絨毛　308
ブドウ膜　364
不動毛　18, 282
プルキンエ細胞　92
プルキンエ線維　142

ブルンネル腺　214
プログラム細胞死　20
分泌果粒　8
分泌上皮層　32
噴門　204
分葉核好中球　118

平滑筋線維　82
平衡砂　374
平衡砂膜　374
平衡斑　374
平行密性結合組織　50
平衡毛　374
閉鎖堤　16, 30
閉鎖卵胞　300
壁細胞　208, 210
ヘリング小体　336
ペルオキシダーゼ反応　122
辺縁帯　166
辺縁洞　150, 152
扁桃　156
扁平円柱上皮境界　312
扁平肺胞細胞　254
ヘンレ層　326
ヘンレのループ　266, 268

ホイヤー・グローサー器官　138, 332
膀胱　270
房室結節　140
放射状膠細胞　366
帽状域　148
胞状腺　34
房状腺　34
胞状卵胞　298
紡錘糸　20
紡錘内線維　86
放線冠　298

膨大部稜　376
傍皮質　150
ボウマン腺　356
ボウマン嚢　262
ボウマン膜　358
ホーフバウエル細胞　310

マイスネル小体　110
マイスネルの触覚小体　330
マイスネルの粘膜下神経叢　220
マイボーム腺　368
膜性骨　74
膜性壁　246
膜内骨化　74
膜迷路　374
マクロファージ　60

ミエリン鞘　104
ミクログリア　98
ミクロフィラメント　14
味細胞　196
味腺　194
3つ組み　228
密性結合組織　50
ミトコンドリア　6
脈絡上皮層　100
脈絡膜　364
脈絡膜毛細血管板　364
ミュラー細胞　366
味蕾　194, 196

無色素上皮　362

明中心　154
明調 A 型精祖細胞　276

明調域　148
メサンギウム細胞　264
メタクロマジー　58, 64
メラニン　10
メラニン細胞　322, 328
メルケル細胞　322

毛球　328
毛根　326
毛根鞘　326
毛細血管　134
毛細血管後細静脈　158
毛細胆管　228, 234
網状骨　78
網状赤血球　124
網状腺　234
網状帯　348
毛小皮　326
毛髄質　326
毛乳頭　328
毛皮質　326
毛包　326
毛母基　328
網膜虹彩部　360
網膜毛様体部　362
毛様体　362
毛様体突起　362
モル腺　370

有郭乳頭　194
有棘層　30, 320
有毛細胞　376, 378
幽門腺　212
幽門前庭　212
幽門部　212
遊離歯肉　184
輸出細動脈　262
輸入細動脈　262

葉状乳頭　196

ライスナー膜　378
ライソゾーム　8
ライディッヒ細胞　278
ラインケの結晶　278
らせん器　378
らせん動脈　290, 306
ランヴィエの絞輪　104
卵管　304
卵丘　298
ラングハンス細胞　310
卵形嚢　374
ランゲルハンス細胞　322
ランゲルハンス島　238
卵巣表層上皮　296
卵胞腔　298
卵胞上皮細胞　296
卵胞洞　296
卵胞閉鎖　300
卵胞膜黄体細胞　302
卵母細胞　296

離出分泌　42
リソゾーム　8
立毛筋　328
リトレの腺　288
リポフスチン　10, 102
輪状線維　170
リンパ（球）浸潤　148
リンパ管　138
リンパ球　118
リンパ小節　148, 166
リンパ節　150
リンパ洞　150

類洞　228
類洞周囲腔　230

レチウス線条　174
レニン　262, 264

漏斗　340
濾胞　344
濾胞域　148
濾胞周囲毛細血管網　344
濾胞樹状細胞　154
濾胞上皮　344
濾胞傍細胞　344

ワルトンの軟肉　54

欧文索引

A

absorptive epithelial cells　216
acid phosphatase　8
acinar cells　238
acinous gland　34
acinus　34, 36, 236
adenohypophysis　336
adipose cells　54
adipose tissue　54
adrenal gland　348
afferent arteriole　262
alveolar ducts　252
alveolar glands　34
alveolar macrophages　254
alveolar sacs　252
alveolar septa　252
ameloblasts　188
ANP　144
anterior limiting membrane　358
anterior pituitary　336
anteriovenous anastomosis　332
apical dendrite　92
apocrine secretion　42
apocrine sweat gland　324
apoptosis　20
appendix vermiformis　218
arachnoid mater　112
argyrophil fibers　48
arrector pili muscle　328
arteriovenous anastomosis　138
astrocytes　96
atrial natriuretic peptide　144
attached gingiva　184
axon　92
azurophilic granules　118

B

band cells　118
basal bodies　18, 304
basal cells　26, 196, 246, 282, 324, 356
basal dendrites　92
basal granulated cells　222
basal striation　40
basement membrane　26
basket cell　42
basophils　122
bile canaliculi　228
bone canaliculi　72
bone cavities　72
bone marrow　126
Bowman capsule　262
Bowman gland　356
Bowman membrane　358
bronchi　248
bronchioles　248
brown adipose cells　58
brown adipose tissue　58
Brunner gland　214
brush border　16, 266
bulbourethral gland　288
B型精祖細胞　276

C

calcitonin　344
cancellous bone　78
cardia　204
cardiac valves　144
carotid body　352
cartilage cavity　64
cementoblasts　180
cementum　180
cementum cells　180
central artery　166
central lacteal　138, 216

central vein　226, 350
centroacinar cells　238
ceruminous glands　372
cervical gland　312
CGRP　110, 344
chief cells　208, 342, 346, 352
chorion　308
chorionic plate　308
chorionic villi　308
choroid　364
choroid plexus　100
chromaffin reaction　350
cilia　18
ciliary body　362
ciliary glands　370
circular fibers　170
circumvallate papillae　194
Clara cells　252
clitoris　314
club cells　252
cochlear duct　378
coiled artery　306
collagen fibers　48
collagen filaments　48
collecting ducts　260
collecting tubules　260
colloid　344
columnar epithelial cells　216
compact bone　70, 78
cone cells　364
contortous seminiferous tubules　274
cornea　358
corneal endothelium　358
cornification　28
corpus ablicans　302
corpus cavernosum　290
corpus cavernosum clitoridis　314
corpus luteum　302

corpus spongiosum　290
Corti organ　378
cortical labyrinth　260
Cowper gland　288
crista ampullaris　376
crypts　156, 216
cumulus　298
cupula　376
cuticular border　16
cytoplasmic inclusions　10
cytotrophoblast　310
C 細胞　344

dark region　148
decidua　308
decidual cells　308
Deckzelle　28
demilune　38, 200
dendritic cells　322
dense connective tissue　50
dental papilla　186
dental pulp　178
dentin　176
dentinal tubules　176
dermal papillae　320
dermis　320
Descemet membrane　358
Disse space　230
ductuli efferentes　282
ductus deferens　284
ductus epididymidis　282
duodenal gland　214
dura mater　112
dust cells　254

Ebner gland　194
eccrine sweat glands　324
efferent arteriole　262

elastic artery　130
elastic cartilage　66
elastic fibers　48
enamel　174
enamel lamella　174
enamel organ　186
enamel rods　174
enamel tuft　174
enchondral ossification　76
endometrium　306
endoneurium　108
endothelial cells　264
endothelium　24, 130
eosinophils　120
ependymal cells　100
epidermis　320
epithelial reticular cells　162
epitheloid cells　138
Ergastoplasma　4
esophagus　204
external root sheath　326

fat cells　54
fat-storing cells　230
fibrinoid　308
fibroblasts　50
fibrous cartilage　66
field of Cohnheim　88
filiform papillae　192
foliate papillae　196
follicle　344
follicle atresia　300
follicle epithelial cells　296
follicle epithelium　344
follicular area　148
follicular dendritic cells　154
free gingiva　184
free nerve endings　110
fundic glands　206

fungiform papillae　194
funiculus spermaticus　284

gall bladder　234
ganglion　102
gastric glands　206
gastric superficial epithelial cells　206
gastrin　212
gelatinous tissue　54
genital corpuscles　314
germinal center　148, 154
GFAP　96
gingiva　184
glandular portion　34
glial cells　96
glial fibrillary acidic protein　96
Glisson sheath　228
glomerulus　262
glycogen particles　12
goblet cells　216
Golgi apparatus　4
Graafian follicle　298
granulosa lutein cells　302
great alveolar cells　254
gut endocrine cells　222

hair bulb　328
hair cells　378
hair cuticle　326
hair follicle　326
hair matrix　328
hair papilla　328
hair root　326
Hassal body　160
haversian canal　70
helicine artery　290

hepatic lobules 226
hepatic triad 228
hepatocytes 228
Herring bodies 336
high endothelial venules 158
Hofbauer cells 310
holocrine secretion 44
Hoyer-Grosser organ 138
hyaline cartilage 64

incisure of Schmidt-Lanterman 104
infundibulum 340
inner granular layer 364
inner medulla 268
inner plexiform layer 364
intercalated disc 88
intercalated duct 40, 236
intercellular bridges 30
intercellular canaliculi 38
interlobular connective tissue 226
interlobular spaces 176
intermediate filament(s) 14, 94
intermediate lobe 336
internal root sheath 326
interstitial lamellae 72
intervillous space 308
intracellular canaliculi 38
intracellular secretory canaliculi 210
intraepithelial glands 32, 288
intraepithelial lymphocytes 216
intrafusal fibers 86
intramembranous ossification 74
islets of Langerhans 238
Ito cells 230

J
juxtaglomerular cells 262

K
keratinization 28
Kupffer cells 228

labium majus pudendi 316
labium minus pudendi 316
laminar cells 330
Langerhans cells 322
Langhans cells 310
larynx 244
lattice fibers 48
lens capsule 358
lens epithelium 358
lens fibers 358
light region 148
lipid droplets 12
lipofuscin 10, 102
Littré gland 288
loose connective tissue 50
lymph node 150
lymphatic nodule 148
lymphatic sinus 150
lymphatic vessels 138
lymphocyte infiltration 148
lymphocytes 118
lysosomes 8

M
macrophages 60
macula densa 262
macula statica 374
magnocellular neurosecretory system 340
mantle zone 148
marginal sinus 150

marginal zone 166
mast cells 58
mature follicle 298
median eminence 340
medullary cords 152
medullary ray 260
medullary sinus 150
megakaryocytes 124
Meibom glands 368
Meissner tactile corpuscle 330
melanin 10
melanocytes 322
membrane elastic externa 130
membrane elastic interna 130
membranous bone 74
membranous labyrinth 374
membranous wall 246
meninges 112
Merkel cells 322
mesangial cells 264
mesothelium 24
metachromasia 58, 64
microfilaments 14
mitochondria 6
mixed gland 38
Moll glands 370
monocytes 120
motor endplate 86
muciphage 60
mucous glands 36
mucous neck cells 208
Müller cells 366
multipolar nerve cells 92
muscle spindle 86
muscular artery 130
myelin sheath 98, 104
myenteric plxus of Auerbach 220

myoepithelial cells   42, 324
myofibrils   82
myomere   84

nail   332
nail bed   332
nasal cavity   244
NA 細胞   350
neural crest   352
neuroepithelial bodies   256
neurofilament   94
neurohypophysis   336
neurosecretory cells   340
neutrophils   118
Nissl bodies   94
non-pigment epithelium   362
nuclear bag fibers   86
nuclear chain fibers   86

odontoblasts   178
odontoclasts   188
olfactory area   244
olfactory cells   356
olfactory epithelium   356
oligodendroglia   98
oocytes   296
osseous labyrinth   374
osteoblasts   74
osteoclasts   74
osteocytes   72
osteon   70
outer granular layer   364
outer medulla   268
outer plexiform layer   364
oviduct   304
oxyphil cells   346
oxytocin   340

Pacinian corpuscle   330
palpebral conjunctiva   368
PALS   166
pancreatic islets   238
Paneth cell(s)   8, 218
papillary ducts   260
paracortex   150
parafollicular cells   344
paraganglion   352
parathyroid gland   346
parathyroid hormone   346
parietal cells   208
parotid gland   198
parvocellular neurosecretory system   340
PAS 染色   26, 212
PAS 反応   12, 216
penicillar artery   168
periarterial lymphatic sheath   166
perichondrium   64
pericytes   134
perikaryon   94
perineurium   108
periodontal ligament   180
periodontal membrane   184
periosteum   70
pia mater   112
pigment epithelium   362
pigments   10
pinealocytes   342
pituicytes   336
placenta   308
placental septum   308
plasma cells   60
platelets   124
podocytes   264
postcapillary venules   158

posterior limiting membrane   358
predentin   178, 182
primary cilium   18
primary follicles   296
primary spermatocytes   276
primordial follicle   296
principal cells   282
programmed cell death   20
prostate gland   286
prostatic concretion   286
pseudostratified epithelium   26
pulmonary lobules   248
pulp artery   166
Purkinje fibers   142
pyloric antrum   212
pyloric gland   212

radiate crown   298
Ranvier node   104
red pulp   126, 164
renal calyces   260
renal corpuscles   260
renal pelvis   270
renin   262
RES   232
respiratory bronchioles   250
rete testis   280
reticular cells   52
reticular fibers   48
reticular tissue   52
reticulocytes   124
reticulo-endothelial system   232
reticulum trabeculare   362
rod cells   170, 364
rod-shaped endothelial cells   170

S

S100 タンパク質　*102, 106*
sarcomere　*84*
satellite cells　*102*
Schwann cells　*102*
Schwann sheath　*104*
sclera　*362, 364*
sebaceous gland　*44*
secondary follicle　*296*
secretory duct　*236*
secretory granules　*8*
secretory sheet　*32*
segmented neutrophils　*118*
seminal vesicle　*286*
seminiferous epithelium　*276*
serous glands　*36*
Sertoli cells　*278*
Sharpey fibers　*184*
sheathed artery　*168*
simple columnar epithelium　*26*
simple cuboidal epithelium　*24*
simple squamous epithelium　*24*
sinuses　*126, 290*
sinusoidal capillaries　*134*
sinusoids　*126, 228*
speramtic cord　*284*
sperm　*276*
spermatids　*276*
spermatogonia　*276*
spindle fibers　*20*
spiral organ　*378*
splenic cords　*166*
splenic sinus(es)　*164, 166*
spongiocytes　*348*
spongy bone　*78*
squamocolumnar junction　*312*

squamous alveolar cells　*254*
stab cells　*118*
statoconia　*374*
stellate cells　*230*
stellate reticulum　*188*
stereocilia　*18*
stomach　*206*
stratified squamous epithelium　*28*
stratum granulosum　*296*
striated border　*16, 216*
striated duct　*40*
subcutaneous tissue　*320*
sublingual gland　*200*
submandibular gland　*200*
submucosal plexus of Meissner　*220*
subodontoblastic nerve plexus　*182*
substantia propria　*358*
sugar coat　*216*
superficial cells　*324*
supporting cells　*356*
surface mucous cells　*206*
sustentacular cells　*196, 350, 352*
syncytiotrophoblast　*310*
syncytium　*84*

tarsal glands　*368*
taste buds　*196*
taste cells　*196*
terminal bar　*16, 30*
terminal bronchioles　*250*
terminal portion　*34, 236*
territorial matrix　*64*
theca externa　*300*
theca interna　*300*
theca lutein cells　*302*

thymus　*160*
thymus-dependent area　*158*
tight junction　*30*
tigroid substance　*94*
Tomes fibers　*178*
tonsil　*156*
tooth germ　*186*
trabecular artery　*166*
trachea　*246*
transitional epithelium　*28*
trophoblast　*310*
tubular gland　*34*
tunica albuginea　*274*
tympanic cavity　*372*
tympanic membrane　*372*

umbrella cell　*28*
ureter　*270*
urethra　*288*
urinary bladder　*270*
urinary pole　*262*
uterinal gland　*306*
utricle　*374*
uvea　*364*

vagina　*312*
vascular pole　*262*
vasopressin　*340*
vesicular follicle　*298*
vestibular fold　*244*
villi　*216*
vocal fold　*244*
Volkmann canal　*70*

Wharton jelly　*54*
white adipose cells　*58*
white pulp　*164*

yellow pulp　*126*

Zeis glands　*370*
zona fasciculata　*348*
zona glomerulosa　*348*
zona pellucida　*296*
zona reticularis　*348*
zonula occludens　*30*
Z線　*84*

【著者略歴】

岩永　敏彦（いわなが　としひこ）
- 1954年　佐賀県に生まれる
- 1977年　帯広畜産大学獣医学科卒業
- 1983年　新潟大学大学院修了
- 同　年　新潟大学医学部助手
- 1986年　新潟大学医学部講師
- 1991年　新潟大学医学部助教授
- 1994年　北海道大学獣医学部教授
- 2003年　北海道大学大学院医学研究院教授
- 2019年　北海道大学名誉教授

木村　俊介（きむら　しゅんすけ）
- 1977年　神奈川県横須賀市に生まれる
- 2001年　東京理科大学理工学部卒業
- 2003年　東京理科大学大学院理工学研究科修士課程修了
- 2006年　総合研究大学院大学生命科学研究科博士課程修了
- 同　年　大阪大学微生物病研究所特任研究員
- 2008年　理化学研究所免疫・アレルギー科学総合研究センター特別研究員
- 2010年　北海道大学大学院医学研究院助教
- 2019年　慶應義塾大学薬学部生化学講座准教授

小林（仁尾）純子（こばやし（にお）じゅんこ）
- 1977年　兵庫県に生まれる
- 2002年　北海道大学獣医学部卒業
- 2005年　日本学術振興会特別研究員
- 2006年　北海道大学大学院獣医学研究科博士課程修了
- 同　年　北海道大学大学院医学研究科助教
- 2010年　日本学術振興会海外特別研究員（英国エジンバラ大学）
- 2012年　北海道大学大学院医学研究院助教
- 2018年　北海道大学大学院医学研究院講師

新編 カラーアトラス 組織・細胞学　ISBN978-4-263-45805-1

2017年 8月10日　第1版第1刷発行
2021年 2月20日　第1版第3刷発行

著者代表　岩　永　敏　彦
発行者　白　石　泰　夫

発行所　医歯薬出版株式会社

〒113-8612　東京都文京区本駒込1-7-10
TEL (03)5395-7638（編集）・7630（販売）
FAX (03)5395-7639（編集）・7633（販売）
https://www.ishiyaku.co.jp/
郵便振替番号　00190-5-13816

乱丁，落丁の際はお取り替えいたします　　印刷・第一印刷所／製本・愛千製本所

© Ishiyaku Publishers, Inc., 2017. Printed in Japan

本書の複製権・翻訳権・翻案権・上映権・譲渡権・貸与権・公衆送信権（送信可能化権を含む）・口述権は，医歯薬出版（株）が保有します．
本書を無断で複製する行為（コピー，スキャン，デジタルデータ化など）は，「私的使用のための複製」などの著作権法上の限られた例外を除き禁じられています．また私的使用に該当する場合であっても，請負業者等の第三者に依頼し上記の行為を行うことは違法となります．

JCOPY ＜出版者著作権管理機構 委託出版物＞
本書をコピーやスキャン等により複製される場合は，そのつど事前に出版者著作権管理機構（電話 03-5244-5088，FAX 03-5244-5089，e-mail：info@jcopy.or.jp）の許諾を得てください．